Td $\frac{97}{165}$

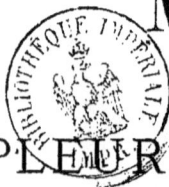

MÉMOIRE

SUR LA

PLEURO-PÉRIPNEUMONIE

CATARRHALE

qui a régné au printemps de 1862

A RIVE-DE-GIER

ET DANS SES ENVIRONS

lu, les 10 et 11 septembre, dans la Section des sciences médicales
du XXIXᵉ Congrès scientifique de France

A SAINT-ÉTIENNE

PAR

Le Docteur A.-N. KOSCIAKIEWICZ

Officier de la Croix-Militaire de Pologne; membre de plusieurs
Académies et Sociétés savantes
Bavaroises, Belges, Espagnoles, Françaises, Polonaises, Portugaises et Suisses.

Feci quod potui et non quod voluerim.

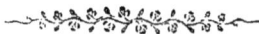

SAINT-ETIENNE

IMPRIMERIE TYPOGRAPHIQUE DE CH. ROBIN

PLACE MARENGO, 5, ET RUE DE LA BOURSE 1.

—

1862

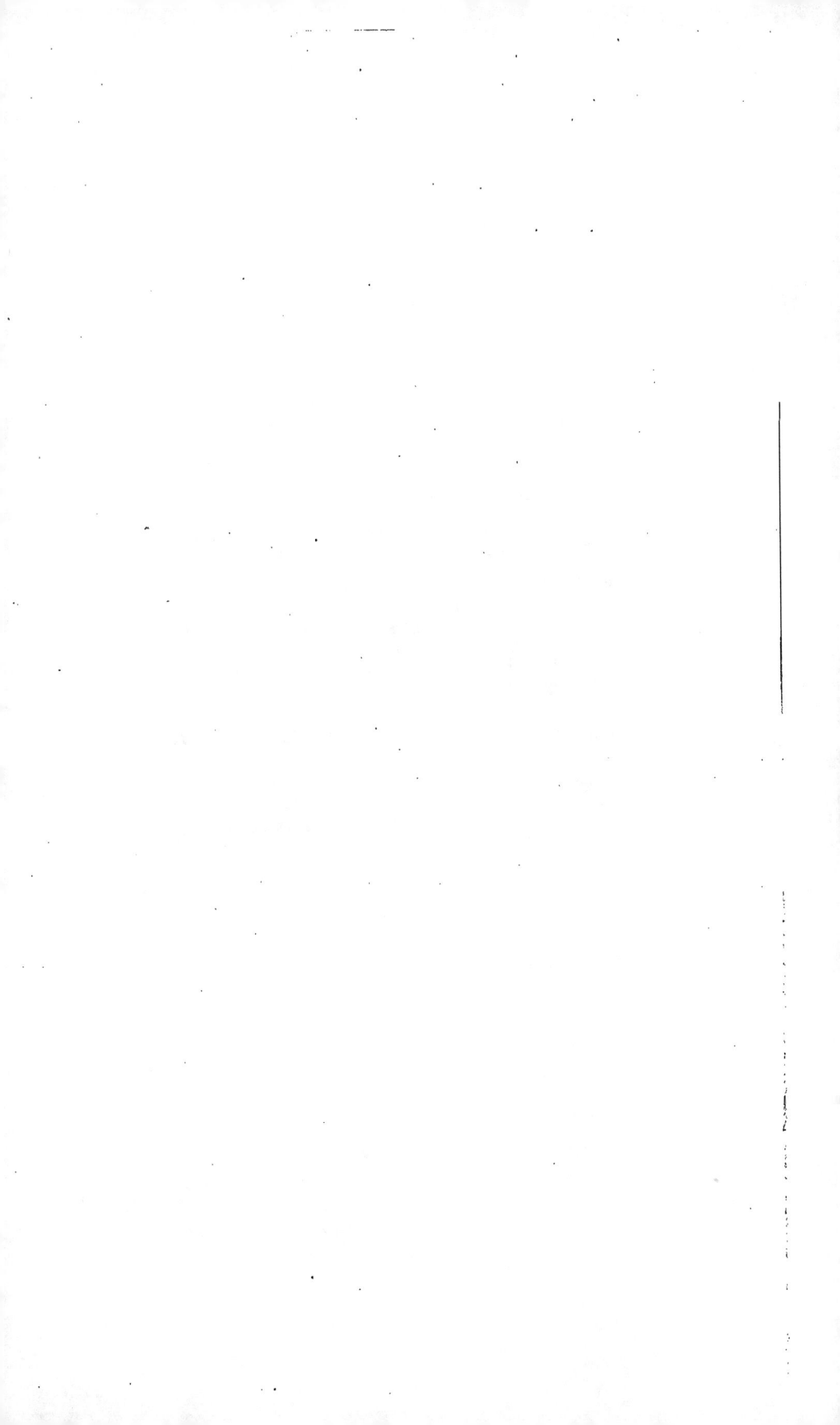

A Monsieur le Docteur

E<small>TIENNE</small>-F<small>RANÇOIS</small> MAURICE

Secrétaire de l'Association des médecins et de la Société de médecine
du département de la Loire,
Vice-Président de la Société impériale d'Agriculture, Industrie, Sciences, Arts,
Belles-Lettres de la Loire, etc., etc.

Comme un faible témoignage d'amitié sincère !

AUTEUR.

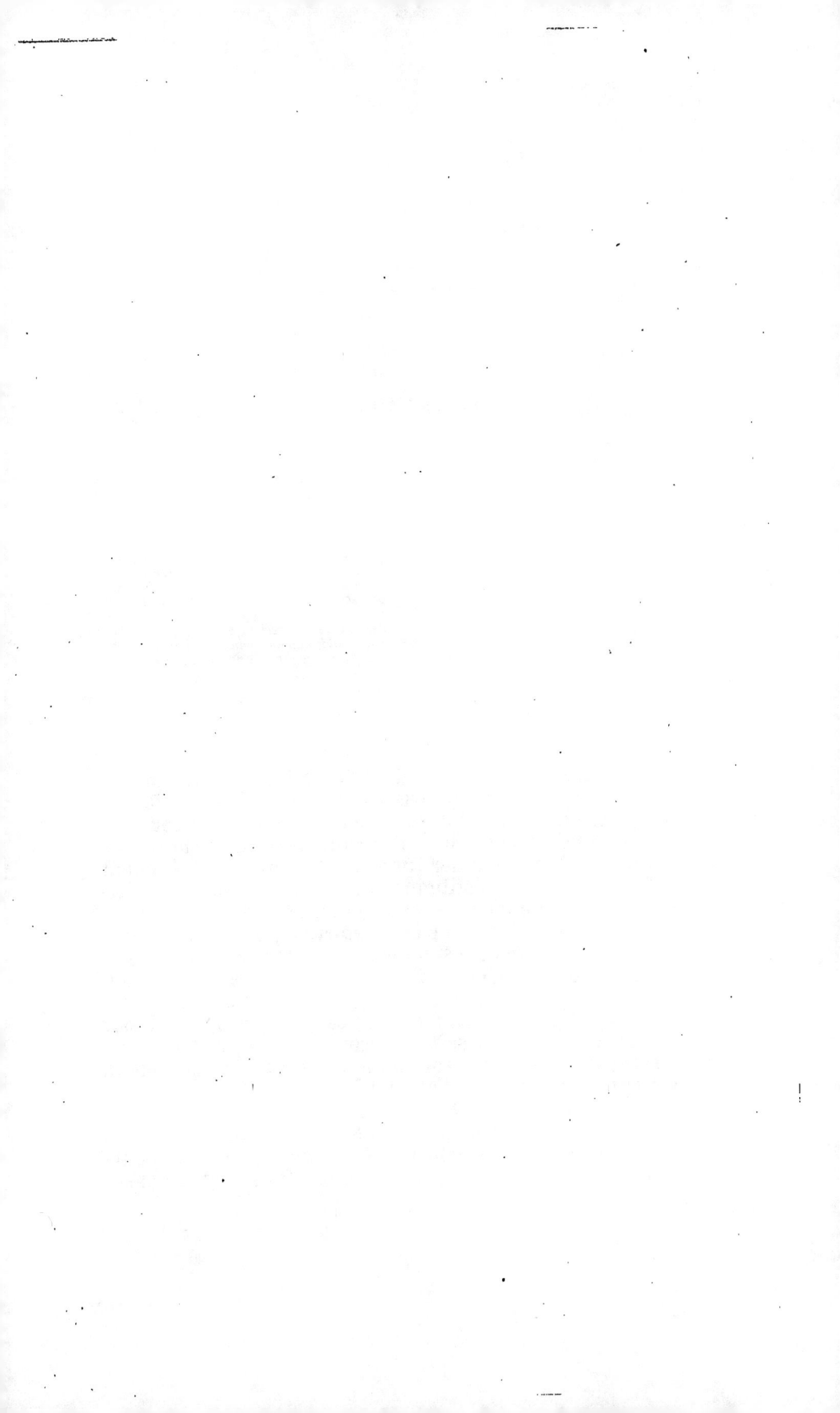

MÉMOIRE

SUR LA

PLEURO-PÉRIPNEUMONIE CATARRHALE

———

> *Anni tempestates, quæ scilicet cuivis morborum generi potissimum faveant, diligenter observandæ sunt; pro certo statuitur tempestatum in quibus ægritudines ingruere consueverunt notitiam multum medico prodesse, tam ad speciem morbi dignoscendam, quam ad ipsum morbum extirpandum, atque horum utrumque minus feliciter evenire ubi istius modi observatio negligitur. — Vallesius.*

Au printemps dernier, j'ai eu l'occasion de voir, dans la localité où j'exerce, des cas asssez nombreux de pleuro-péripneumonie, que l'on serait embarrassé de classer dans un cadre nosologique bien déterminé, en raison de la difficulté de leur assigner une forme propre. L'élément inflammatoire, constituant toute sorte de pleuro-péripneumonies, ne leur manquait jamais ; mais cet élément était tellement dominé par le catarrhal, qu'on était bien plutôt amené à les considérer comme appartenant à cette dernière catégorie, eu égard surtout, soit à la constitution atmosphérique et médicale régnant à cette époque de l'année, et par conséquent aux causes spéciales qui leur ont donné naissance, soit à l'ensemble des symptômes qui les ont caractérisées, soit enfin au traitement qui leur a été appliqué avec un plein succès.

Je sais parfaitement qu'en rattachant ces pleuro-péripneumonies à cette forme, je me mets en opposition avec quelques-unes des célébrités des siècles passés et peut-être même avec celles d'aujourd'hui. Plusieurs, en effet,

soutiennent qu'une pleuro-péripneumonie catarrhale est
une fausse pneumonie, comme le disaient les anciens;
pneumonie où les symptômes catarrheux jouent le principal rôle, et masquent complètement ceux de l'inflammation des parenchymes pulmonaires et même les rem-
placent; tandis que, dans les cas que j'ai observés, j'ai
toujours vu exister, avec les symptômes catarrheux, l'expectoration de crachats d'un jaune orangé, ou rouillés,
ou sanguinolents; symptôme qui dénote l'inflammation
du parenchyme pulmonaire et la caractérise au plus haut
degré.

Pour moi, il n'y a point de pneumonie sans les signes et
les symptômes spéciaux qui la caractérisent, pas plus
qu'il n'y a de fièvre sans fièvre; pour moi, encore, une
bronchite ou un catarrhe pulmonaire plus ou moins
intenses ne sont pas non plus des pleuro-péripneumonies
catarrhales; il me faut un concours des symptômes propres aux deux maladies, pour constituer l'individualité
que l'on nomme la pleuro-péripneumonie catarrhale.

D'après François Boissier de Sauvages, célèbre professeur de Montpellier, la péripneumonie catarrhale ou
fluxion sur la poitrine, comme il le dit dans sa *Noso-
graphie méthodique*, t. I, p. 674, *peripneumonia catarrha-
lis*, a été décrite en premier lieu par Amatus Lusita-
nus, ou si vous aimez mieux par Jean Rodriguez de Cas-
tello-Bianco, médecin portugais, qui vivait au milieu du
XVIe siècle, dans ses Cent. 7, Cap. 77, et après lui sous le
nom de *peripneumonia pituitosa*, par Forestus ou plutôt
Pierre Forest d'Alais, contemporain de Rodriguez. Mais
Cullen soutient que c'est à Thomas Sydenham, célèbre
médecin anglais du XVIIe siècle, qu'est due la description
exacte de cette maladie. Et voici ce que nous lisons à ce
sujet à la page 167, vol. 1er, chap. IV de ses œuvres :
Peripneumonia notha.

« Hieme ingruente, at sæpius sub ejusdem exitum,
vereque adhuc nascente, quotannis emergit febris sym-
ptomatis peripneumonicis haud paucis conspicua. Paulo
habitiores ac crassos, ea præ cœteris aggreditur; virilem
ætatem, vel asseqvutos vel etiam, quod sæpius accidit,
prætergressos; liquoribus spirituosis, vini maxime spiri-
tui, plus æquo addictos. Cum enim in hujus modi homi-
nibus, sanguis humoribus pituitosis, brumae tempore
congestis, fuerit oneratus, atque idem ab ineunte vere in
novum motum cieatur, etc. »

Boerhaavee, son successeur de gloire et vivant sur la
la fin du même siècle, donne la description suivante :

« Quæ peripneumonia hieme a frigore, verno tempore
a calore superveniente multoties accidit, oriri solet ex
pituita lenta in toto sanguine nata: ex causis recentis olim;
(p. 69-72) et sensim pulmones infarciente, donec in pes-
simum hunc et improviso sæpe lethalem morbum erat.
Vol. II, p. 729, de peripneumonia Notha. »

Jean-Pierre Frank, dans ses œuvres : *de Curandis hominum morbis*, T. I, p. 190, dit :

« Peripneumonia Notha, fortior nobis bronchiorum
catarrhus est, etc. »

Des autorités anciennes, passons à celles de nos jours et
nous trouverons à la page 420 du *Traité pratique de la pneumonie aux différents âges*, par M. A. Grisolle, ce qui suit :

« Il existe une forme de pneumonie qu'on doit appeler
» catarrhale, et dans laquelle, indépendamment des mo-
» difications importantes que les symptômes généraux
» éprouvent, on voit les phénomènes locaux de la phleg-
» masie des poumons plus ou moins masqués ou rem-
» placés par des symptômes propres aux affections catar-
» rhales des bronches. »

Après la définition, donnée par différents auteurs,
passons à l'étiologie et nous verrons que depuis l'automne de 1860 nous avons été, à Rive-de-Gier et dans nos
environs, sous l'influence d'une température froide et
humide, pendant tous les automnes, les hivers et les
printemps; ce qui favorisait éminemment, comme tout
le monde le sait, la venue d'une constitution médicale
catarrhale. Aussi les maladies régnantes dans ces contrées
se sont-elles fortement ressenties de cette influence.

Pendant l'automne de 1860, j'ai observé un bon nombre
d'angines tonsillaires simples, aphtheuses et quelques-
unes même couenneuses; fait, que j'ai consigné dans le
Siècle médical de Madrid, n° 365, du 30 décembre 1860, et
366, 369, du mois de janvier 1861.

Durant l'hiver de 1861, notre localité a été ravagée par
la variole, ce qui a été l'objet de ma part d'un travail
spécial, que j'ai adressé à un corps savant, le 18 novembre
1861. Dans ce travail, qui n'a pas encore vu le jour, j'ai
consigné des faits constatant l'existence à cette époque, à
Rive-de-Gier, d'une constitution médicale catarrhale et
son influence sur le cours et les complications de l'épi-
démie de variole.

C'est sous le règne de la même constitution médicale
qu'apparurent les pleuro-péripneumonies du printemps
dernier qui font l'objet de ce mémoire.

Les auteurs anciens, comme les modernes, assignent tous

les mêmes causes, tant prédisposantes qu'occasionnelles aux pleuro-péripneumonies catarrhales.

Nous lisons à ce sujet, à la page 733 du 2ᵉ vol. de *Gerardi Van Swieten med. Dʳⁱˢ commentariorum in Hermanni Boerhaave*, ce qui suit :

Morbus ille (peripneumonia Notha) senibus pituitosis, frigidis, catarrhosis, gravedine laborantibus, frequens, sequi solet, omnes causas quæ stagnantia cito movendo in pulmones agunt, ut cursus, declamatio, cantus, ebrietas in primis à valde calefactientibus,comessatio, calor foci, balnei solis maxime in æstum hinc natum subito frigus ingens exceperit, etc.

Huxham, à la page 492, cap. de *peripneumonia notha*, dit :

Atque re vera vidimus, peripneumoniam spuriam plerumque senes et phlegmaticos, debiles et laxos, obesos et crassos invadere, eamque magis tempestate humidâ, impurâ, nebulosâ et hiemis tempore grassari ; cum contra peripneumonia vera, generatim in robustos vegetos et agiles irruat, frequentissimè tempestate frigidâ, siccâ, aquilone flante et barometro altam stationem tenente occurrat, etc.

Cullen et Jean-Pierre Frank, quoique en d'autres termes expriment les mêmes idées.

Il est hors de tout doute qu'un âge avancé ou trop tendre; qu'une constitution débile, détériorée ; qu'un tempéramment lymphatique; que des excès de tous genres, surtout l'intempérance et l'abus des boissons alcooliques, ainsi que la préexistence de la bronchite et du catarrhe pulmonaire chronique, sont de puissantes causes prédisposantes aux fluxions de poitrine, de forme catarrhale ; mais la cause efficiente à laquelle on doit rapporter la prééminence dans la production de cette maladie, c'est le génie morbide catarrhal qui règne d'habitude à l'entrée de l'hiver et vers son déclin.

Quand le froid humide domine presque exclusivement, c'est alors que l'on rencontre plus facilement cette forme de maladie, comme l'ont remarqué tous les auteurs, tant anciens que modernes.

L'humidité, jointe au froid, engendre toute sorte de maladies catarrhales, telles que : la grippe, la bronchite, le catarrhe pulmonaire, l'angine tonsillaire, les douleurs rhumatismales de toute espèce; les maladies éruptives de la peau chez les enfants, comme : la variole, la rougeole, la scarlatine, etc.

C'est bien à la suppression plus ou moins subite de la transpiration sensible et insensible de notre peau que nous devons la plupart de nos maladies, principalement celles de nature catarrhale. D'un autre côté, comme le printemps imprime à notre organisme une manière d'être toute particulière qui le prédispose singulièrement aux maladies inflammatoires; il n'y a rien que de très-naturel de voir ces deux éléments morbides se combiner et donner ainsi naissance aux pleuro-péripneumonies catarrhales.

Après s'être exposé à une brusque transition de température, du chaud au froid, les malades éprouvaient la série de symptômes suivants : sentiments alternatifs de frisson et de chaleur; brisement du corps ou courbature générale, comme on dit vulgairement; céphalalgie intense, le plus souvent frontale et parfois occipitale, fièvre plus ou moins forte, peau rarement sèche et brûlante, le plus souvent inondée de sueurs, lorsque la réaction s'établissait; coryza, irritation à l'arrière-gorge dont la muqueuse était très-injectée; constriction au larynx, légère difficulté d'avaler, langue large, chargée d'un enduit muqueux, d'un blanc sale, sans être rouge nulle part; toux fréquente; expectoration plus ou moins difficile de crachats muqueux, spumeux en premier lieu, sanguinolents, d'un jaune citron ou orange bien mêlé; par la suite et dans les cas graves, exceptionnels, de la couleur du jus de prunaux; respiration pénible et accélérée, douleur tantôt lancinante, mais le plus souvent sourde, pongitive, plus ou moins intense dans une partie quelconque de la poitrine, le plus fréquemment sous le sein.

Cette douleur s'exaspérait par la toux, et cette dernière excitait souvent les vomissements; le visage du malade devenait alors rouge, violet, il éprouvait des vertiges, d'autrefois il tombait dans un assoupissement très-profond. Un état de grande faiblesse et d'abattement s'élevait en même temps.

La poitrine, examinée, faisait entendre par la percussion un son plus ou moins obscur, mat, vis-à-vis le lobe du poumon phlogosé, selon le degré de la maladie, comme j'ai eu l'avantage de le dire dans mon Mémoire pratique sur la pleuro-péripneumonie aiguë, publié en 1848 et que je transcris ici — p. 2 et suivantes :

« Dans le premier degré de l'inflammation, la percussion pratiquée fait entendre, vis-à-vis du poumon lésé, un son moins clair que partout ailleurs; l'auscultation, un râle sous-crépitant ou humide, muqueux à grosses bulles.

» Le poumon est engoué, plus pesant que dans son

état normal, moins crépitant ; ses cellules sont remplies d'un liquide rougeâtre, spumeux, sa teinte est livide, vio-lacée ; la fermeté du tissu est plus grande, et lorsqu'on le comprime on voit les traces de la compression comme dans l'infiltration séreuse des membres qui sont œdéma-tiés. Toutefois, la texture spongieuse du poumon est in-tacte dans cette période de la maladie. (1)

» D'après M. Grisolle, on rencontre très-rarement, à l'autopsie, l'engouement seul, car il faut quelques circons-tances extraordinaires, quelque complication fâcheuse pour que le patient succombe à cette période, mais l'en-gouement est observé fort souvent avec les autres degrés de la maladie.

» Dans le deuxième degré, le tissu cellulaire devient de plus en plus compact, imperméable à l'air, très-lourd, fragile entre les doigts qui le pressent, sa couleur est rouge, plus claire cependant que dans le premier degré.

» Si l'on pratique une incision, on voit à travers les verres grossissants de petites granulations du volume d'un grain de millet qui occupent la place des cellules. La consistance du poumon, à cette époque, est tellement grande, qu'on la compare à celle du foie, d'où vient que le deuxième degré de l'inflammation du parenchyme pul-monaire est connu sous celui d'hépatisation rouge ou ramollissement rouge (Andral.)

» Cet état du poumon, dit Laënnec, ne s'observe que dans la pneumonie et dans l'infarctus hémoptoïque (2).

» Le professeur Chomel classe également dans la deu-xième période de l'inflammation la splénisation du pou-mon, qui, dans ce dernier cas, est très-mou, gorgé de sang, ressemblant parfaitement à la rate ; la granulation est alors rare et le poumon passe moins vite à l'état de suppuration.

» La dyspnée, dans cette période, est très-grande, la matité des parois thoraciques complète ; en auscultant, on ne perçoit pas de bruit respiratoire ; la voix du malade résonne à travers les parois ; c'est dans cette période que l'on entend la broncho-egophonie ou retentissement anor-mal de la voix, » C'est un son saccadé, ou un bredouil-lement semblable à la voix d'un Polichinelle, ou au bruit d'un mirliton. Enfin, on l'a comparé encore au bêlement

---

(1) *Traité pratique de la pneumonie aux différents âges*, par Grisolle. page 9.

(2) Laënnec, *Traité de l'auscultation médiate et des maladies des pou-mons et du cœur*. T. 1. P 496, quatrième édition.

d'une chèvre, d'où lui vient le nom d'égophonie, ou bien au souffle tubaire et au bruit de taffetas (1).»

«Lorsque du deuxième degré, la péripneumonie passe au troisième, on constate également les petits grains serrés, oblongs et un peu aplatis ; mais, au lieu d'être rouges, ils sont gris. Le tissu pulmonaire compact est très-friable, il se laisse facilement écraser, sa couleur est d'un gris jaunâtre ; en le divisant avec le scalpel il s'épanche un liquide grisâtre ou jaunâtre, douçâtre, qui n'est autre chose que du pus, provenant du ramollissement du tissu pulmonaire ; plus la maladie est avancée, plus on trouve de ce liquide.

»Cet état du poumon est connu des pathologistes sous le nom d'hépatisation grise, ou de ramollissement gris.

»La matité comme la sonorité du thorax correspondent aux divers degrés de la maladie du poumon.

»L'auscultation pratiquée fait entendre, quoiqueindistinctement, tantôt un râle sous-crépitant, tantôt l'absence totale du bruit respiratoire, et, par la suite, la pectoriloquie, le bruit métallique, le bruit de soufflet vis-à-vis les excavations pulmonaires.

»L'inflammation pulmonaire, disais-je à la page 3 du mémoire précité, n'occupe pas toujours un seul point du poumon, elle se dissémine assez souvent vers plusieurs, non-seulement du même lobe, mais des divers lobes du même poumon ou de tous les deux.

»C'est à cette espèce de pneumonie que les anatomistes modernes ont donné le nom de mamelonnée, partielle, disséminée ou lobulaire, caractérisée par des tâches rouges ou violacées, le plus souvent circulaires ou hémisphériques, parfois allongées, tantôt circonscrites, tantôt disséminées sur une étendue plus ou moins considérable, et formant un peu de relief à la surface des poumons.

»Ces taches, d'après M. Grisolle, d'où j'extrais ces notions, se trouvent de préférence sur le bord postérieur du poumon ; en les malaxant entre les doigts, elles résistent comme le poumon hépatisé.

»Du reste, les pneumonies partielles, circonscrites ou non, peuvent offrir différents degrés d'inflammation. Ainsi, on peut observer, dans un endroit, le premier degré, le deuxième dans un autre, et parfois le troisième à côté des deux premiers. Il est cependant rationnel d'admettre que le premier degré précède le second et celui-ci le troisième.

(1) Raciborski. Précis, pratique et raisonné du diagnostic, page 745.

»Les signes fournis par l'auscultation sont souvent assez difficiles à constater et peuvent être très-variables, répondant aux divers degrés de l'inflammation,

»Malgré les recherches anatomo-pathologiques, on n'est pas encore fixé sur le tissu élémentaire qui est spécialement atteint dans les divers degrés de la pneumonie. Les uns prétendent que c'est le tissu cellulaire intervésiculaire ; d'après les autres, ce sont les vésicules elles-mêmes qui sont phlogosées.

»M. le professeur Andral semble pencher pour cette dernière manière de voir (1).

»La péripneumonie, tant partielle que générale, occupe les lobes inférieurs et moyens plus fréquemment que les supérieurs , un côté de la poitrine plus fréquemment que tous les deux, ce qui cependant s'observe encore parfois, et le côté droit préférablement au côté gauche.

»L'inflammation s'étend le plus souvent uniformément du centre à la circonférence, d'autres fois elle est disséminée, partielle, occupant un espace plus ou moins grand et à différents degrés de durée et d'intensité. »

DIAGNOSTIC. — J'ai dit plus haut que les pleuro-péripneumonies catarrhales de ce printemps dernier se sont présentées, en premier lieu, sous l'apparence d'un catarrhe pulmonaire; mais, en peu de jours, les symptômes fébriles et catarrheux qui étaient parfois très-modérés prenaient de l'intensité et devenaient fort violents.

La dyspnée augmentait, ainsi que la douleur du côté de la poitrine ; un assoupissement ou un délire presque continuel ; l'expectoration des crachats sanguinolents ou d'un jaune orangé apparaissait bientôt après et dénotait l'existence de la pneumonie.

Ce n'est donc que tout-à-fait au début de la maladie que l'on pouvait la prendre facilement pour un catarrhe pulmonaire. « Mais le catarrhe, dit M. Cullen, dans les Eléments de médecine pratique. T. I. (2) page 400, n'est strictement qu'une affection de la membrane muqueuse et des » follicules des bronches, à laquelle peut se joindre, » comme il arrive fréquemment, un certain degré d'in- » flammation ; ce qui alors constitue plus particulièrement » la maladie dont nous parlons. En outre, un degré leger » d'inflammation peut, comme il arrive très-souvent dans

(1) Andral Clinique médicale, troisième édition, T. 3. pages 492 et 493.

(2) Éléments de médecine pratique de Cullen, traduits par Bosquillon et par A.-J. de Lens, en 1819.

» la fluxion de poitrine, produire, chez les vieillards, un
» épanchement de serum dans les bronches et donner
» lieu aux symptômes qui caractérisent particulièrement
» la fausse péripneumonie, la plus fâcheuse. »

J'ai déjà remarqué plus haut que les pleuro-péripneumonies catarrhales régnaient en automne et vers la fin
de l'hiver, pendant que la température est fraîche et humide, le baromètre assez bas, marquant le variable et au-
dessous; tandis que les pleuro-péripneumonies inflammatoires, au contraire, arrivaient d'habitude pendant un
hiver froid, sec, et au printemps quand les vents du Nord
soufflent et que la colonne du mercure est élevée, et que ces
dernières attaquent de préférence les personnes jeunes ou
dans la vigueur de l'âge, d'une forte constitution et d'un
tempérament sanguin.

Dans ce cas, dès le début, l'état fébrile est très-intense,
la peau est sèche et brûlante, le pouls est fort, de 90 à 110
et plus, pulsations par minute; la langue est sèche au
milieu, rouge sur les bords et surtout sur la pointe: la
soif est inextinguible ; la douleur du côté de la poitrine,
lancinante et pongitive, est très-violente ; et enfin on a une
expectoration de crachats jaunâtres ou tachés de stries
sanguinolentes.

L'auscultation nous fait percevoir un râle crépitant, sec,
vis-à-vis la partie du poumon atteinte. Sydenham, Boerhaave, Huxham et Jean-Pierre Frank disent avec juste
raison que, dans la forme inflammatoire, le sang tiré de
la veine offre un caillot solide, couvert d'une couenne
épaisse, dure, très-consistante, jaunâtre; tandis que, dans
la forme catarrhale, il est mou, noir, surnageant une
grande quantité de sérosité verdâtre, ou d'un jaune tirant
sur le vert; la couenne inflammatoire est mince, blanchâtre, se laissant déchirer avec une facilité extraordinaire.

La forme bilieuse de la pneumonie se différencie des autres par la coexistence des symptômes suivants : il y a de
l'amertume à la bouche, des envies de vomir et des vomissements légers ; la langue est couverte d'un enduit
épais, jaunâtre, parfois noirâtre ; le facies et principalement le pourtour de la bouche et les ailes du nez sont
colorés d'un jaune citron ; la dyspnée, les rapports
amers ; la sensibilité à l'épigastre et parfois à l'hypochondre
droit, s'observent en même temps que les symptômes
caractérisant la pleuro-péripneumonie de forme inflammatoire.

Je passe sous silence le diagnostic différentiel de la

pneumonie typhoïde par la raison que le début de cette forme de maladie est toujours long, accompagné d'un cortége de symptômes propres aux affections typhoïdes tels que : la stupeur, la somnolence continuelle, l'ataxo-adynamie, une diarrhée bilieuse plus ou moins intense avec la tympanite du ventre. Les symptômes du côté de la poitrine survenant par la suite, dénotent plutôt un catarrhe pulmonaire qu'une franche pneumonie, surtout de forme inflammatoire et par cela même très-facile à connaître.

La marche et la durée de la pleuro-péripneumonie catarrhale, qui fait l'objet de ce travail, ont été très-irrégulières; souvent une crise salutaire par sudation spontanée, ou provoquée par l'emploi rationnel des moyens thérapeutiques, amenait la résolution au septième jour ; comme quelquefois celle-ci ne s'opérait qu'au onzième ou au douzième et même plus tard ; mais d'habitude la maladie se jugeait au premier et au second septénaire ; parfois elle restait stationnaire pendant plusieurs jours avant que de passer à une autre période ou à la résolution. Les convalescences, quoique n'offrant non plus rien de fixe et de stable, étaient d'habitude assez longues.

Le pronostic de la pleuro-péripneumonie catarrhale est excessivement grave d'après tous les auteurs, tant anciens que modernes, qui l'ont observée et ont écrit sur elle. Cette gravité provient en grande partie des erreurs de diagnostic que l'on peut commettre à l'égard de cette maladie. En effet, les symptômes habituels du début dénotant plutôt une affection catarrhale comme la grippe, la bronchite ou le catarrhe pulmonaire, on la prend souvent pour une maladie insignifiante et par suite on la traite comme telle ; tandis que sous cette apparence de bénignité de symptômes rassurants, se cache une maladie du poumon qui peut devenir promptement mortelle, si elle n'est combattue de bonne heure par les moyens appropriés.

Elevé dans les principes hippocratiques de l'Ecole de Montpellier, nourri de la lecture des œuvres immortelles des anciens auteurs, j'ai pris pour base de ma pratique : l'étude des constitutions atmosphériques et médicales régnantes ; faisant la médecine analytique des symptômes, aidé surtout des connaissances inappréciables fournies par l'art de l'auscultation des modernes, j'ai pu me préserver de l'erreur facile à faire et où tombent souvent de plus savants et de plus expérimentés que moi... et grâce à Dieu, je n'ai eu aucune perte à déplorer, ce printemps, dans cette catégorie de malades.

Par conséquent, il ne m'est pas possible de rapporter ici des recherches anatomo-pathologiques, ainsi qu'on a l'habitude de le faire.

Ceci dit, passons à un autre chapitre ayant trait aux agents médicaux que j'ai mis en usage dans le traitement de cette maladie.

THÉRAPEUTIQUE. — Le prototype des maladies inflammatoires est sans contredit l'inflammation du parenchyme pulmonaire et de son enveloppe séreuse, la plèvre; par conséquent, l'on doit déduire de là, que la méthode curative par excellence à opposer pour la combattre, doit être l'antiphlogistique; les émissions sanguines générales et locales; la diète absolue; les boissons délayantes et rafraichissantes. C'est la méthode instituée par Sydenham, et suivie par ses partisans de tout temps et de tous les pays jusqu'à nos jours.

Néanmoins il y a des constitutions médicales particulières, il y a des formes de maladies et des cas spéciaux où non-seulement l'on peut se passer des anti-phlogistiques, mais encore on doit les éviter soigneusement. Ces cas se présentent encore assez souvent dans la pratique, pour que le médecin y porte son attention et en fasse une étude spéciale.

Les années et les saisons, en se succèdant, apportent des modifications notables dans l'état de la température, de l'électricité et de l'hygrométrie, et donnent par cela même naissance à des constitutions médicales différentes.

Chaque constitution médicale nous offre un élément morbide particulier. Souvent cet élément est bien différent de celui qui a caractérisé la constitution précédente; mais d'autre fois la nouvelle constitution reste pour ainsi dire empreinte du génie morbide de cette dernière; c'est ce que nous avons pu voir, ce printemps dernier, à Rive-de-Gier où l'élément morbide catarrhal ancien dominait si puissamment sur l'élément inflammatoire nouveau, qu'on pouvait avec raison considérer cette constitution médicale nouvelle comme étant plutôt catarrhale qu'inflammatoire.

C'est cette variation dans l'état des diverses constitutions médicales qui explique en partie les variations que l'on observe dans les théories médicales et les méthodes thérapeutiques dominantes à diverses époques. Ainsi, lorsque le célèbre Broussais bâtissait son système dit physiologique, il est plus que probable, que l'élément morbide inflammatoire dominait sur tous les autres, comme le bilieux du temps de Stoll ; c'est pour cela que la méthode anti-phlogistique, dans le premier cas, comme l'évacuante dans le second, étaient seules rationnelles et à coup sûr les plus efficaces.

Il ressort de là que le praticien doit faire attention surtout aux éléments morbides qui font la base des constitutions et varier la méthode curative d'après leur nature intime et la spécialité des cas pathologiques. — Sydenham, créateur de la méthode anti-phlogistique, tout en la conseillant dans la forme catarrhale de fluxion de poitrine, restreint cependant son usage et recommande de n'y avoir recours qu'au début de la maladie, à cause de la prostration qui suit les émissions sanguines dans ces cas et amène des résultats fâcheux. Voici ses propres expressions que je trouve consignées à la page 182. T. I. (Cura peripneumoniæ Nothæ).

« Cum vero hinc materiæ pituitosæ, saburra in venis contenta, pulmonum inflammationi fomitem quotidie subministrans, venæ sectionem sæpè repetitam, videtur indicare ; *illinc vero observatio, quam facere potui diligentissima me doceret phlebotomiam sæpè repetitam, febricitantium iis qui crassiore essent corporis habitu : præsertim ætatis florem prægressis : pessimé cessisse ; atque adeo ab ejusmodi repetitione hanc minus absterret ;* Catharsin ego crebriorem venæ sectioni succenturiabam, quæ ei sàtis rectè substituitur, in illis qui a largiore et iteratâ sæpius phlebotomiâ abhorent. »

Ses successeurs et partisans, tout en marchant sur ses traces, manifestent les mêmes appréhensions en ce qui concerne les émissions sanguines dans la pneumonie catarrhale.

Les partisans les plus exclusifs de l'Ecole physiologique savent aussi bien que nous autres, combien est funeste l'emploi de la méthode anti-phlogistique dans le traitement des maladies catarrhales. Et s'il m'était permis de parler de moi-même, je dirais qu'après plus d'un quart de siècle de pratique assez étendue, je suis parvenu à croire que dans les affections de ce genre, il ne faut pas tirer une seule goutte de sang,... mais substituer à cette méthode une autre plus rationnelle, plus concordante avec l'étiologie des maladies catarrhales, car tout le monde connaît l'axiome du grand Hippocrate : « Sublata causa tollitur effectus !...

C'est pour cela que quand j'étais appelé auprès d'un malade atteint d'une pleuro-péripneumonie catarrhale tout-à-fait au début, chose assez rare, dans nos pays comme partout ailleurs, où l'on n'appelle généralement le médecin que quand on a épuisé toutes les ressources des bonnes femmes et des pharmaciens, après toutes les informations prises sur tout ce qui s'était passé antérieurement et après avoir fait convenablement l'examen du malade, je le soumettais immédiatement au traitement sudorifique le plus énergique.

Par mes ordres, on l'enveloppait d'une couverture de laine; on lui appliquait autour du corps des cruches ou des bouteilles remplies d'eau bouillante pendant une ou deux heures et on lui faisait boire en même temps des infusions chaudes de fleurs de sureau, de tilleul, de bourrache, miellées. Après quoi, je faisais promener une heure les sinapismes aux extrémités inférieures, dans le but de détourner du cerveau le flux sanguin qu'occasionnent ordinairement les transpirations forcées.

D'autres fois avant de faire transpirer, quand les symptômes catarrheux étaient par trop intenses, ainsi que la dyspnée et le point pleurétique, je faisais envelopper la poitrine du malade d'une peau de mouton ou de lapin fraîchement écorchés; je recommandais de garder cette peau douze heures et, après ce temps, de l'enlever, de sécher la poitrine et de la couvrir d'une couche de coton cardé. Cette médication n'est sans doute consignée nulle part ni dans Hippocrate ni dans Galien, elle peut même prêter à rire à quelques esprits malins; mais je puis certifier qu'elle n'en est pas moins bonne et efficace.

Le lendemain, je faisais prendre toutes les cinq minutes, une cuillerée à bouche de la potion suivante: Rp. Infusion de tilleul, grammes 100; tartre stibié, de 20 à 40 centigr.; sirop de diacode, grammes 45. Mêlez F.-S.-A. potion.

Je recommandais expressément qu'une heure avant et deux heures après la prise, le malade s'abstînt de toute boisson pour ne pas exciter les vomissements. S'ils se déclaraient malgré cette précaution; pour les conjurer, après chaque cuillerée, je faisais sucer un morceau d'orange et préférablement du citron.

Le reste du jour, je faisais boire chaud des infusions de fleurs béchiques, du thé de Suisse, de la tisanne des quatre fruits pectoraux, et sur le soir ainsi que la nuit suivante, une cuillerée toutes les deux heures d'un loock ainsi composé: R. Loock blanc gom. grammes 125; kermès minér., centigrammes de 25 à 30; extr. de digitale, centigrammes 10. Mêlez. L'on chauffait la cuillère dans l'eau bouillante avant d'y verser, ou l'on chauffait préalablement à part la partie de loock qu'on avait à administrer.

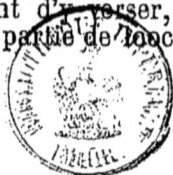

2

La potion stibiée n'a été généralement prise qu'une, deux à trois fois, les premiers jours seulement, tandis que le loock composé était continué jusqu'à parfaite guérison ainsi que les boissons pectorales. Mais si malgré l'emploi de ces moyens, la pneumonie passait à un autre degré (ce qui s'observait assez fréquemment), je prescrivais alors l'application d'un large vésicatoire camphré sur l'un ou sur les deux côtés de la poitrine, selon qu'il n'y avait qu'un seul ou les deux poumons atteints.

Dans les cas graves, le surlendemain de la première application, j'en faisais placer deux autres assez grands aux jambes, pour révulser avantageusement le flux sanguin et humoral qui s'opérait sur la poitrine. En suivant ce traitement chez les sujets jeunes et vigoureux, dans peu de jours j'obtenais une amélioration sensible et la résolution de la maladie suivait de près. — Mais chez les vieillards, chez les individus cacochymes comme le disaient les anciens, il fallait souvent varier les médications et à la place du tartre stibié, se borner à l'usage du kermès minéral tout simple ou parfois associé à l'extrait de digitale, ou même recourir à l'oxyde blanc d'antimoine, à la dose de 4 à 8 grammes et plus par 250 grammes de décoction de polygala de Virginie, édulcorée avec 30 à 45 grammes de sirop d'oxymel scillitique, ou avec celui au baume de Tolu; que l'on administrait par cuillerées à bouche toutes les deux heures, et à la place de la tisane des quatre fruits pectoraux, donner celle d'escargots, de lichen d'Islande ou de mousse perlée, combinée avec la douce-amère, le polygala et la serpentaire de Virginie.

Il fallait surtout se dépêcher à accorder au malade du bouillon, non-seulement de veau et de poulet, mais de viande de bœuf; des crèmes de salep, de sagou, de semoule, de tapioka, du lait sucré chaud et principalement du vin de Bordeaux, ce lait des vieillards, coupé en premier lieu avec de l'eau sucrée chaude, puis tout pur par la suite, afin de relever les forces défaillantes du malade.

Dans cette forme de maladie, il fallait toujours être moins sévère sur les règles diététiques que dans d'autres, car si bientôt l'on ne donnait une nourriture aussi légère que l'état général du malade, et l'intensité des symptômes fébriles le permettaient, on retardait la résolution de la maladie et de la convalescence.

La médecine est une science de raisonnement, toute de logique, basée sur l'expérimentation de nos prédécesseurs et sur la nôtre propre. Nous savons que dans la cure de la plupart des maladies, la nature médicatrice, ou si vous aimez mieux les forces vitales font souvent tous les frais de la guérison ; c'est pour cette raison aussi que le médecin doit être son ministre et non son dictateur ou commandant comme le disait Baglivi, et ce n'est que dans ses écarts, pour dompter sa fougue désordonnée, qu'il doit intervenir activement afin de la mettre à la raison, sans cependant la priver de ses ressources particulières, qui feraient défaut au moment où on aurait le plus besoin d'elles.

Malgré cela, j'ignore totalement jusqu'à quel point l'on peut compter sur la méthode expectante dans le traitement des pleuro-péripneumonies...; je puis dire seulement que l'expérience m'a parfaitement appris que divers agents thérapeutiques peuvent mener à d'excellents résultats et qu'il existe diverses circonstances particulières provenant soit des constitutions médicales et de leurs éléments morbides, soit surtout de l'âge, du sexe, de la constitution, du tempérament et des maladies antécédentes du patient, qui doivent guider le médecin dans la préférence à donner aux uns sur les autres.

Quant à la méthode curative que j'ai suivie dans le traitement des pleuro-péripneumonies catharrales du printemps de 1862, je rappellerai ici certains mots prononcés par feu J. Lisfranc, chirurgien de la Pitié de Paris, « qu'il n'y a rien qui puisse résister à la brutalité des faits, en ce qui concerne la pratique de l'art de guérir.» C'est pour cette raison que, sans qu'on puisse m'accuser de vouloir faire « de la médecine de remplissage » pour me servir encore d'une expression du même auteur, je me crois autorisé à rapporter ici quelques observations, pour prouver la justesse de mes assertions et faire voir que les fluxions de poitrine de forme catharrale, quand même un élément morbide inflammatoire les complique et les domine à un degré plus ou moins fort, peuvent et doivent être traitées autrement que par les anti-phlogistiques.

En voici les preuves :

I

OBSERVATION

Pleuro-péripneumonie catharrale au premier et deuxième degré, du côté gauche, pour la deuxième fois dans l'espace de douze ans. Sudorifiques; tartre stibié à haute dose; loock kermétisé. composé ; application d'un large vésicatoire du côté malade. Guérison dans 9 jours.

Pierre Masset, boulanger à Combeplaine, à Rive-de-Gier, âgé de 33 ans, d'une assez bonne constitution, d'un tempérament nerveux; dans la nuit du 20 au 21 février

1862, se refroidit pendant son travail, et le lendemain matin il éprouva des frissonnements alternés de chaleur vive, un brisement général du corps, avec céphalalgie intense, coryza et une douleur lancinante sous le sein gauche. Il garda la chambre, prit quelques infusions de tilleul et ne se mit au lit que sur le soir ; passa une fort mauvaise nuit, très-agitée et presque sans sommeil.

Le 22, au matin, je fus appelé auprès de lui ; voici ce que j'ai observé : courbature générale ; céphalalgie violente ; les yeux vifs, facies coloré, la langue saburrale, blanchâtre, coryza et éternuements fréquents ; une légère esquinancie gutturale ; toux tantôt sèche, tantôt humide, accompagnée d'une expectoration muqueuse, claire ; oppression légère ; douleur vive sous le sein gauche et en bas, en arrière, surtout pendant l'inspiration et la toux. La percussion ne me dénote rien de particulier ; je constate par l'auscultation le râle muqueux à grosses bulles vis-à-vis les bronches et la base du poumon gauche ; le ventre est constipé, les urines rouges, peu abondantes ; la peau sèche, brûlante ; pouls plein à 90 pulsations par minute, soif intense.

Sans me prononcer sur la nature de la maladie, je conseille : 1° de faire une application d'une peau de mouton fraîchement écorché, sur la poitrine, pendant douze heures ; 2° de faire transpirer fortement au moyen des infusions chaudes de fleurs de sureau, et après, d'appliquer des sinapismes aux extrémités inférieures ; 3° diète absolue, infusions de fleurs béchiques miellées pour boisson.

Ces prescriptions ont été ponctuellement exécutées ; néanmoins, à part la courbature, l'angine gutturale et le coryza qui ont diminué presque immédiatement, les autres symptômes persistent.

Le 23, l'expectoration est plus facile, mais les crachats sont épais, d'un jaune orangé. La percussion du côté latéral gauche de la poitrine, vis-à-vis le lobe inférieur du poumon, me fait entendre un son légèrement mat ; par l'auscultation, je perçois, au même endroit, un râle souscrépitant et sibilant, sonore, vis-à-vis les premières ramifications bronchiques, dyspnée plus forte que la veille. La peau est tantôt sèche et brûlante, tantôt humide ; le pouls large, développé à 100 ; les urines peu copieuses, rouges, briquetées.

Je diagnostique une pleuro-péripneumonie au premier degré du lobe inférieur du poumon gauche et propose au malade de pratiquer une saignée ; il s'y refuse entièrement en me rappelant qu'il y a une douzaine d'années, je l'ai traité pour la même maladie, et que je l'ai guéri sans émissions sanguines. Me remémoriant alors le traitement que je lui ai fait subir à cette époque, je prescris la même médication en commençant par la potion suivante : Infusion de tilleul, grammes 100; tartre stibié, centig. 30; eau de fleurs d'oranger, gram. 15; sirop Diacode, grammes 45. Mêlez : à prendre par cuillerées à bouche toutes les cinq minutes, avec recommandation expresse de ne rien prendre une heure avant et deux heures après l'administration de ce remède. Pour l'après-midi, j'ordonne une cuillerée toutes les deux heures d'un loock ainsi composé : loock blanc gom. gram. 125; kermès minér. centigr. 25; extr. de digitale centigr. 15, mêlez; les infusions chaudes de fleurs béchiques édulcorées avec le mélange de sirop de mou de veau, gram. 150, et d'oxymel scillitique, gram. 100, pour boisson. Comme le point pleurétique, quoique moins douloureux, persiste toujours; je dis de faire sur ce côté de la poitrine des applications chaudes avec des briques et des cruches remplies d'eau bouillante, diète et repos absolus.

La potion émétisée a beaucoup fatigué le malade, il a vomi trois fois au commencement, mais la tolérance s'est établie bientôt après; seulement, il a été à la selle plusieurs fois sur le soir.

Le 24, il dit avoir passé une mauvaise nuit; il a déliré beaucoup; la dyspnée augmente; la matité du thorax, du côté gauche, est plus prononcée; la respiration accélérée, moins sensible, ainsi que le râle muqueux; on entend, en haut et en avant, le souffle tubaire et la broncho-égophonie.

La pneumonie passe au deuxième degré; l'expectoration est toujours jaunâtre; le point pleurétique peu sensible, la peau humide; le pouls à 102; céphalalgie frontale; soif intense; agitation. Mêmes prescriptions que la veille.

La potion émétisée cette fois-ci a été parfaitement supportée; le malade passe une assez bonne journée, mais il tousse toujours beaucoup; l'expectoration devient plus facile, moins jaunâtre; la nuit suivante, le point pleurétique devient plus fort que jamais et empêche le sommeil.

Le 25, au matin, céphalalgie intense; peau sèche, brûlante; pouls moins développé que les jours passés, à 100; soif intense; urines très-sédimenteuses; dyspnée très-forte; matité absolue du thorax du côté gauche; absence de tout râle. Prescriptions : revenir à la potion émétisée en portant la dose à 40 centigr., appliquer un large vésicatoire camphré *loco dolenti*; continuer le look composé et les boissons.

Tolérance parfaite de la potion; calme après dîner; expectoration moins jaune; malgré cela, la nuit suivante fût très-agitée; le malade délira beaucoup, mais aussitôt que le vésicatoire eût fait son effet, le 26, un calme survint; le point pleurétique fût entièrement enlevé, la dyspnée diminua, un râle léger, sous-crépitant, de retour se fît entendre par moment et par place; peau très-humide; pouls large, plein à 96; toux moins fréquente, expectoration blanche épaisse.

Les boissons pectorales et le loock composé sont seuls continués, ainsi que les applications de sinapismes aux extrémités inférieures, dans le cas où la dyspnée et la céphalalgie augmenteraient. La journée et la nuit ont été passables.

Le 27, quarante-huit heures après l'application du vésicatoire, je procède au pansement et je constate, non sans surprise, l'existence d'une couenne inflammatoire épaisse de deux centimètres au moins, très-adhérente au derme, dont j'ai eu de la peine à la détacher; au milieu, je trouve en outre un escarre de la grandeur d'une pièce de deux francs, comme si l'on y avait mis une pierre à cautère.

La dyspnée diminue, on entend plus distinctement le râle sous-crépitant de retour, le souffle tubaire et le râle sibilant sonore ont presque entièrement disparu; l'expectoration est facile, les crachats toujours blancs, épais, la peau très-moite, le pouls plein, mou à 90; les urines sédimenteuses, diarrhée légère. Continuation du loock composé; tisane des quatre fruits pectoraux; administration de deux demi-lavements émollients; diète et repos.

Le 28, le mieux continue à se prononcer davantage, la toux est rare, l'expectoration facile; le bruit respiratoire revient et s'entend de plus en plus; peau humide; pouls à 80, peu de soif; le malade demande à manger. Prescriptions : tisane pectorale, une cuillerée de loock composé toutes les trois heures, pastilles de Kermès de huit à douze par jour, pansement du vésicatoire deux fois par jour, diète et repos. La journée et la nuit sont bonnes.

Le 29, le malade se trouve assez bien; toux rare; expectoration très-facile de crachats muqueux, spumeux; la langue se nettoie; pas de soif; mais la faim le tourmente beaucoup; la respiration normale reprend partout; le vésicatoire donne bien; les urines deviennent plus claires; la peau moite; le pouls à 75.

Enfin le malade est entré en convalescence, laquelle n'a rien offert de particulier à noter. J'ai suspendu le loock composé, et j'ai autorisé l'usage: du bouillon de poulet et de jarret de veau ; des crèmes de sagou, de semoule et autres ; la tisane pectorale a été coupée avec du lait ; on a continué seulement les pastilles de Kermès et le pansement du vésicatoire. D'un jour à l'autre on lui donnait des aliments plus substantiels. J'ai cessé mes visites le 5 mars, laissant mon malade en pleine voie de guérison.

REMARQUES. — Le cas que je viens de relater semblerait, au premier abord, se refuser à un classement parmi les fausses pneumonies ou pneumonies catarrhales ; en effet, l'âge, le tempérament de l'individu, la cause qui a produit la maladie, savoir la transition subite de température du chaud au froid ; les crachats caractéristiques d'un jaune orangé, bien mêlé, tout cela semble dénoter une péripneumonie inflammatoire. Cependant si on veut bien considérer en même temps les autres symptômes concomitants, tels que : la courbature générale, le coryza, l'angine gutturale, la bronchite et le râle sous-crépitant ou muqueux à grosses bulles, on arrivera forcément à conclure comme moi, que cette pneumonie doit être rapportée à la forme catarrhale, eu égard surtout à la constitution médicale régnant à cette époque de l'année.

C'est toujours sur le point le plus faible de l'organisme que se fixent toutes les maladies, à la moindre circonstance favorable. Cet homme, à 21 ans, a été déjà atteint d'une maladie semblable ; il était alors garçon boulanger ; traité de la même manière, il a parfaitement guéri et n'a rien offert depuis de pathologique de ce côté ; mais les mêmes circonstances occasionnelles se reproduisant, il a été atteint de nouveau de la même maladie.

La profession de boulanger expose plus facilement que les autres à ce genre de maladies, à cause du passage immédiat et fréquent d'un lieu très-chaud à une température froide et humide pendant le travail, comme je l'ai souvent remarqué. L'observation suivante peut encore servir de preuve à mon assertion.

II

OBSERVATION

Pleuro-péripneumonie catarrhale droite au 1er degré. Sudorifiques ; tartre stibié à haute dose ; loock kermétisé composé ; boissons pectorales ; application d'un vésicatoire sur le point pleurétique. Guérison au bout de 8 jours.

André Jaboulay, âgé de 21 ans, d'une bonne constitution, d'un tempérament sanguin, nerveux, garçon bou-

langer à Paris, aimant beaucoup les plaisirs et s'inquiétant peu de sa famille, passait joyeusement les jours et
les nuits du carnaval tout en travaillant considérablement. De cette manière, il s'exposait fréquemment aux
transitions brusques de température ; aussi, fut-il atteint
d'une bronchite. Il prit peu de soin de cette maladie, et
malgré l'avis salutaire d'un médecin de la capitale, pour
ne pas être grondé par son patron, il continua son travail jusqu'au 20 février, jour où il reçut ordre de ses
parents de revenir à Rive-de-Gier pour tirer au sort.

Le 22 février. — Il fête son départ avec ses compagnons
par de copieuses libations, avant de se mettre en route par
le chemin de fer. Ce qui ne pût naturellement qu'aggraver
sa bronchite. Arrivé à Rive-de-Gier, et après le tirage, le
24 février, voulant, disait-il, mettre son rhume au court
bouillon, il recommence encore de plus belle.

Par suite de ces excès, son état s'empira notablement,
néanmoins il ne voulut pas se résoudre à se soigner tant
qu'il pût se tenir debout ; et ce n'est que le 19 mars que
je fus appelé auprès de lui.

Il se plaignait alors de frissons alternés, de chaleur vive ;
d'une céphalalgie des plus intense ; d'un coryza, avec éter-
nuement presque continuel ; d'un mal à la gorge qui était
très-injectée, rougeâtre. La voix était rauque, voilée ; courbature générale ; dyspnée, avec une douleur lancinante
vis-à-vis le lobe inférieur du poumon droit ; toux fréquente, suivie d'une expectoration muqueuse, très-abondante, teinte de stries de sang, et parfois entièrement
sanguinolente ; râle muqueux à grosses bulles, latéralement vers la base du poumon droit ; râle sibilant, sonore,
au-devant de la poitrine ; la langue large, couverte d'un
enduit muqueux, saburral, très-épais ; soif médiocre ;
inappétence ; peau moite ; pouls à 86 ; ventre constipé ; les
urines rouges et rares.

Diagnostic : Pleuro-péripneumonie catarrhale au 1er
degré du côté droit. Prescriptions : Comme sa mère l'a
fait déjà abondamment transpirer, coutumière qu'elle était
du fait, car sur la fin de décembre dernier, j'ai soigné
une de ses filles, âgée de 18 ans, qui fut atteinte de la
même maladie et qui a parfaitement guéri : je n'avais
qu'à conseiller le traitement suivant : potion de 30 centigrammes de tartre stibié à prendre par cuillerées toutes
les cinq minutes, pour le matin ; pour le soir, une cuillerée toutes les deux heures d'un loock blanc, gom. gram.
125 ; kermès minér. centigr. 25, et ext. de digitale centigr.
15. Mêlez ; tisane de fleurs béchiques miellée et quelques
cuillerées de sirop pectoral de Briant ; application de la

peau de lapin fraîchement écorché, sur le point douloureux, pour 12 heures de temps ; du coton chaud saupoudré avec la farine de moutarde sèche aux jambes et aux
pieds, que l'on couvrira avec du taffetas vert ; repos et
diète absolus, et s'abstenir de parler.

La potion émétisée n'a pas été tolérée ; elle a fait aller
le malade par en haut et par en bas, très-fréquemment ;
néanmoins, au bout de quelques heures, il s'est trouvé
beaucoup mieux.

Le 20 au matin. — L'expectoration était plus facile ; les
crachats légèrement teints de stries sanguinolentes ; la
douleur pleurétique persistait ainsi que le râle muqueux
dans tout le poumon droit, principalement à son lobe inférieur ; dyspnée cependant moindre ; peau très-humide ;
pouls à 80. Je conseille l'application d'un large vésicatoire
camphré sur le point douloureux ; le loock composé et les
boissons pectorales à continuer. — La journée est assez
bonne, mais la nuit n'est pas des meilleures ; le malade
délire beaucoup.

Le 21 au matin. — Dyspnée assez forte ; toux fréquente ;
crachats rouillés ; peau moite ; pouls à 90. Prescriptions :
potion avec 40 centigr. de tartre stibié pour le matin ; les
boissons pectorales et le loock composé pour l'après-midi ;
diète et repos. — Cette fois la potion est mieux supportée,
mais malgré cela, après sa prise le malade est excessivement abattu, et il a plusieurs selles sur le soir. La nuit
est calme, mais sans sommeil ; délire léger.

Le 22. — La toux et l'expectoration sont moins intenses,
quoique cette dernière soit toujours jaunâtre ; le râle sous-
crépitant persiste, mais seulement à la base du poumon ;
il a complètement disparu en haut ; la céphalalgie, ainsi
que la soif, sont peu intenses ; la langue est toujours saburrale ; malgré cela le malade demande à manger ; la
peau est humide ; le pouls large, developpé, mais à 80.
Les urines moins sédimenteuses. Prescriptions : pansement
du vésicatoire ; continuation du loock composé et de la
tisane pectorale. — La journée et la nuit suivante sont
passables.

Le 23. — Toux rare, expectoration facile ; crachats muqueux, épais ; peau très-humide ; pouls de 74 à 75. Le malade demande avec persistance qu'on lui accorde une
nourriture quelconque.

Prescriptions : Bouillons de poulet et de jarret de veau ;
tisane d'escargots et de dattes édulcorée avec le sucre
candi : loock blanc gommé, grammes 125, kermès minér.
centigr. 30. Mêler, sans addition d'extrait de digital.; à

prendre une cuillerée toutes les trois heures; pansement des vésicatoires.

Le 25. — Le malade dit avoir bien dormi; il tousse peu; les crachats s'éclaircissent; la peau est humide; le pouls faible à 70; les urines jaunes sans sédiment.

Prescriptions : Bouillon de poulet; crêmes d'avoine et de semoule; infusion de violettes, coupée avec du lait sucré chaud; tisane d'escargots et le loock kermétisé à continuer; pansement. La journée et la nuit sont excellentes.

Le 26. — Le malade, bien qu'ayant encore une toux rare, va tout à fait bien; il mange un peu plus; il a toujours faim; il reste levé plusieurs heures. La convalescence a été très-courte; au bout de quelques jours, elle était entièrement terminée.

Jaboulay, se hâtant trop de retourner à ses anciennes habitudes d'amuseur, à mi-mai, s'est refroidi de nouveau en allant se baigner en Gier, tout en étant en transpiration, ce qui lui a occasionné un fort rhume de poitrine, dont il a encore guéri. Rechuté le 24 juillet suivant, il s'est remis de nouveau malgré de nombreux écarts de régime et des imprudences de toutes sortes.

Remarques. — Nous voyons ici un exemple de pleuro-péripneumonie catarrhale qui survient à la suite de bronchite et de catharre pulmonaire, ce que l'on rencontre assez fréquemment dans la pratique. Ces cas offrent cela de particulier que, malgré une apparence de gravité au début de la maladie, ils guérissent assez facilement, si l'on évite les émissions sanguines et si l'on a recours à la méthode sudorifique, aux vésicatoires et aux préparations kermétisées. C'est dans de pareils cas que j'ai vu dans ma pratique et surtout dans celle des autres, l'emploi de la saignée et de l'application des sangsues produire des résultats funestes.

Je me rappelle, entre autres, une jeune femme qui, un mois après ses couches, au gros de l'hiver de 1845, était atteinte d'une pleuro-péripneumonie catarrhale du côté gauche, et auprès de laquelle je fus appelé à la Fléchette, près de Rive-de-Gier. Cette malheureuse, ne pouvant respirer qu'avec une extrême difficulté à cause du point pleurétique, me pria instamment de lui laisser mettre une dizaine de sangsues sur cet endroit; j'eus la faiblesse d'y consentir, et, deux jours après, j'apprenais à mon grand regret sa mort prématurée.

III

OBSERVATION

Pleuro-péripneumonie catarrhale au premier et deuxième degré, du côté gauche, chez un vieillard. Sudorifiques; potion avec émétique à haute dose; application de vésicatoires; loock kermétisé composé. Guérison au bout de quatorze jours.

Etienne Dumond, d'une constitution sèche, d'une taille moyenne, d'un tempérament musculo-nerveux, âgé de 72 ans, propriétaire et cultivateur à Saint-Genis-Terre-Noire, près de Rive-de-Gier, n'a été qu'une seule fois malade d'une fièvre intermittente, et n'est pas sujet aux bronchites ni aux catarrhes pulmonaires, malgré son âge avancé.

Le 25 mars. — Il était allé travailler dans sa vigne; il s'était exposé, par conséquent, aux intempéries de l'air. En rentrant chez lui le soir, il éprouva des frissonnements et un mal de tête. Après avoir légèrement soupé, il se mit au lit et passa une nuit agitée. Le lendemain matin, sa céphalalgie avait beaucoup augmenté; il était brisé et éprouvait une douleur légère au gosier ; il toussait et éternuait fréquemment; il ressentait, en outre, une douleur à la base du poumon gauche, douleur s'irradiant vers le sein du même côté. Il prit quelques infusions de tilleul, mangea selon son appétit qui n'était pas des plus forts, passa une journée et surtout une nuit assez agitées. Cet ensemble de symptômes ne faisant qu'augmenter; alors, bien plus fatigué, le 27 au soir il me fit appeler.

Voici ce que j'ai constaté : Céphalalgie forte; peau sèche, brûlante; pouls à 90; langue saburrale, blanchâtre ; soif intense; coryza et bronchite; dyspnée légère; douleur tantôt lancinante, tantôt sourde, pongitive, latéralement vis-à-vis la base du poumon gauche, où l'on perçoit une matité très-légère; respiration obtuse, sans offrir aucun râle particulier ; sonorité en haut et en avant; râle muqueux à grosses bulles dans toute la partie supérieure et antérieure de la poitrine, principalement du côté gauche ; la muqueuse de l'arrière-gorge fortement injectée et sèche; toux fréquente; expectoration claire, spumeuse; dyspepsie; ventre constipé; les urines rouges, rares.

Sans me prononcer sur la nature de la maladie, je conseille : 1° D'appliquer sur le côté gauche de la poitrine une peau de lapin fraîchement écorchée, que le malade gardera douze heures; 2° de faire transpirer fortement au moyen des infusions chaudes de fleurs de sureau; 3° au bout de dix heures, de promener des sinapismes aux extrémités inférieures ; 4° après avoir enlevé la peau, de sécher la poitrine avec du linge chaud et la couvrir avec le coton cardé ; diète et repos absolus.

La nuit et la journée du 28 se sont passées bien péniblement, d'après ce qu'on me dit en venant me rendre compte de son état sur le soir. En conséquence, je prescris le mélange suivant : R, loock blanc gommé, gram. 250. Oxyde blanc d'antimoine, gram. 6. Extrait d'aconit Napel. centigr. 15 ; mêlez ; à prendre une cuillerée toutes les deux heures. Tisane de fleurs béchiques miellée ; quelques cuillerées de sirop pectoral de Briant, pour calmer la toux.

Le 29. — A ma visite du matin, je constate une matité plus prononcée à la base du poumon gauche ; un souffle tubaire et un râle sous-crépitant ; dyspnée plus forte, toux plus fréquente ; expectoration plus difficile, crachats d'un jaune orangé bien mêlé ; peau légèrement moite ; persistance de la douleur lancinante du côté gauche ; pouls à 100 ; ventre constipé ; urines rouges, sédimenteuses.

Diagnostic : Fluxion de poitrine, de forme catarrhale, au premier et deuxième degré. Prescriptions : Rp. Infusion de tilleul, gram. 100. Tartre stibié, centigr. 20. Sirop diacode, gram. 15 ; mêlez. F. S. A. potion, à prendre une cuillerée toutes les cinq minutes, avec précaution de ne rien faire boire une heure avant et deux heures après la prise ; application d'un large vésicatoire camphré sur le point pleurétique, et de coton chaud recouvert avec le taffetas vert aux jambes et aux pieds ; diète et repos absolus.

La potion stibiée a été prise avec répugnance, et elle a produit deux vomissements avant d'être tolérée ; elle a aussi causé plusieurs selles dans l'après-midi ; le vésicatoire paraît avoir causé une grande agitation ; aussi, la nuit suivante est-elle fort mauvaise.

Le loock composé ci-dessus et la tisane pectorale sont continués pendant la journée du 30 qui n'a rien offert de particulier à noter.

La nuit du 30 au 31 est bien meilleure ; le malade repose plus de trois heures ; néanmoins chaque fois qu'il s'endort il délire.

Le 31. — Au matin, dyspnée moins forte ; même toux et même expectoration caractéristique des pneumonies ; point de côté bien moins fort ; peau moite ; pouls à 90.

Prescriptions : Pansement du vésicatoire ; application de deux autres aux mollets ; loock blanc gommé gramm. 125 ; Kermès minér., centigr. 30 ; extrait de digitale, centigr. 10; mêlez. A prendre par cuillerées toutes les deux heures. Tisane des quatre fruits pectoraux et potion émétisée, comme ci-dessus, pour le 1er avril.

Cette potion a été encore moins tolérée que la première ; elle a procuré des vomissements et des selles nombreuses, sans amener la moindre amélioration dans l'état du malade.

Le 2 avril. — Il délire par intervalles, même quand il est réveillé ; la dyspnée, l'expectoration jaunâtre et la toux persistent comme auparavant ; sa peau est tantôt chaude et brûlante, tantôt moite ; le pouls à 88, dur ; les urines moins briquetées ; il y a de l'assoupissement. Continuation du loock kermétisé composé et de la tisane des quatre fruits pectoraux ; pansement des vésicatoires.

Le 3. — Dyspnée moindre ; râle sons-crépitant plus prononcé ; respiration plus dégagée ; les crachats sont d'un blanc jaunâtre et parfois tout-à-fait blancs ; peau moite ; même état fébrile ; l'assoupissement et le délire diminuent, on n'observe ce dernier que lorsque le malade se réveille, un instant après il parle très raisonnablement. On continue les mêmes moyens les jours suivants.

L'amélioration, quoique bien lente, se prononçait journellement, et le 8, je pus constater un mieux sensible dans tous les symptômes généraux et locaux. A mesure que le râle sons-crépitant disparaissait, la respiration normale s'établissait ; la toux diminuait d'intensité ; l'expectoration devenait de plus en plus naturelle ; le pouls ce jour-là ne battait que 75 pulsations ; j'étais donc en droit de déclarer que le malade entrait en convalescence. En conséquence, je lui permis du lait sucré chaud ; du bouillon de volaille ; de l'eau sucrée chaude, rougie avec du vin de Beaujolais, pour relever ses forces.

A partir de ce jour, je ne visitai plus mon malade que de temps en temps, jusqu'au 16, pour surveiller sa convalescence et surtout son régime. Je rendis ce dernier de plus en plus nourrissant et conforme aux forces digestives de l'estomac, en lui accordant des potages gras, des viandes blanches et du vin de Bordeaux, principal remède. C'est ainsi que ce malade s'est rétabli complètement et aujourd'hui il jouit d'une santé florissante pour son âge.

REMARQUES. — La pneumonie qui, dans la période avancée de la vie, prend toujours la forme catarrhale, est excessivement grave. Tous les auteurs anciens et modernes sont parfaitement d'accord sur l'issue funeste de cette maladie et je puis dire ici en passant que, parmi un très-grand nombre de vieillards que j'ai eu à traiter, tant à domicile que pendant cinq années de service à l'hôpital de Rive-de-Gier, je n'avais pu, jusque là, compter un seul succès.

A l'appui de ce que je viens de dire sur la gravité de la pneumonie chez les vieillards, qu'on veuille bien me permettre de raconter ici le fait suivant : Feu M. Rozier, ancien serviteur du premier Empire, beau-père de M. Gaudet, l'un des industriels les plus considérables de France, âgé de 68 ans, jouissait d'une santé passable, à part des bronchites dont il était atteint tous les hivers, depuis quelque temps. En allant aux offices des fêtes de Noël de 1859, il se refroidit et il s'en suivit un coryza et une bronchite légère, dont il ne fit pas grand cas jusqu'au 12 avril 1860, jour où je fus appelé pour lui donner mes soins.

A cette époque, sa maladie semblait n'offrir rien de grave. Elle se présentait sous la forme d'un catarrhe pulmonaire aigu, et elle fut traitée en conséquence. M. le professeur Barrier, de Lyon, qui venait de temps en temps m'aider de ses savants conseils, ne porta pas plus que moi un pronostic fâcheux. En effet, à part le râle muqueux à grosses bulles à la base du poumon gauche, caractérisant un catarrhe pulmonaire, le malade n'offrait presque rien d'inquiétant ; son pouls était presque constamment de 72 à 76, sa peau presque toujours moite et ses forces physiques bien conservées. Tout semblait concourir à nous rassurer parfaitement. Mais hélas, toutes ces apparences étaient trompeuses, et bientôt, les moyens thérapeutiques les plus énergiques, *intus et extra*, combinés aux diététiques les mieux appropriés, durent être employés pour combattre sans succès, les nouveaux symptômes qui se manifestèrent.

Le 8 mai, après un redoublement d'un léger refroidissement, la maladie changea de face en mal et se dessina plus franchement : l'état fébrile s'exaspéra ; l'expectoration devint plus difficile ; les crachats se montrèrent tantôt blancs, épais, tantôt de couleur de lie de vin ; l'insomnie et le délire intermittent apparurent par la suite. Enfin, l'appréhension de la mort et le triste pressentiment d'une fin prochaine vinrent mettre le couronnement à cet ensemble de graves symptômes, et, le 24 mai, j'eus la douleur de voir expirer le malade pour lequel je puis dire, avec vérité, que tout ce qu'il était humainement possible de faire, de ma part ainsi que de celle de sa famille, pour le guérir, avait été fait.

IV

OBSERVATION

Pneumonie catarrhale double, au premier et au deuxième
degré. Sudorifiques ; préparations antimoniales ; application
d'une grande bande de vésicatoire camphré. Guérison au bout
de seize jours.

Puy, dit Badard, âgé de 31 ans, d'une bonne constitution, d'un tempérament sec, nerveux, depuis sa dixième
année a toujours travaillé dans les mines de houille, et
n'est que depuis quelques mois aux forges des Vernes,
faubourg de Rive-de-Gier, où il habite.

Le 5 avril au soir, en finissant sa journée, après avoir
transpiré, il s'est laissé refroidir, en se rendant de l'atelier
à son domicile. Le jour suivant il s'est senti indisposé,
mais comme c'était un dimanche, il est allé se promener
avec sa femme et ses enfants, ce qui n'a fait qu'aggraver
son indisposition ; néanmoins il n'en tint pas compte.

Le 7, il essaya d'entrer à l'atelier, mais il fut bientôt
forcé de quitter son travail. Quoique le mal fît des pro-
grès, il ne se hâtait pas de faire des remèdes sérieux. Il
perdit ainsi plusieurs jours à consulter des pharmaciens
et ce ne fut que le 10, lorsqu'il était déjà bien malade,
qu'il se décida à avoir recours à moi. Voici l'état dans
lequel je le trouvai : courbature générale ; céphalalgie
intense ; yeux vifs ; facies coloré ; langue couverte d'un
enduit blanchâtre ; soif ardente ; constriction douloureuse
à la gorge ; difficulté d'avaler ; toux fréquente ; expectoration muqueuse très abondante ; dyspnée assez forte ; râle
muqueux à grosses bulles, vers la base des deux poumons,
plus cependant du côté gauche ; râle sibilant, sonore vers
les premières ramifications bronchiques ; peau humide ;
pouls plein, à 87.

D'après cet ensemble de symptômes, je penchais à croire
qu'il était atteint d'un catharre pulmonaire aigu ; en conséquence, je lui ai conseillé : 1° de mettre une peau de
lapin le plus gros que l'on pourrait trouver, fraîchement
écorché, pour 12 heures, sur la poitrine ; 2° de faire abondamment transpirer au moyen d'infusions appropriées, et
ensuite de faire promener des sinapismes aux extrémités
inférieures ; tisane pectorale ; diète et repos.

Ces prescriptions, exécutées seulement le 11, et avec
une nonchalance marquée, ne procurent que fort peu de
soulagement au malade.

Le 12. — Dyspnée plus forte ; toux plus fréquente ; peau

moite; pouls à 90; tous les autres symptômes au même degré d'intensité. Je conseille d'appliquer une grande bande de vésicatoire à la base de la poitrine ; de faire prendre une cuillérée toutes les deux heures d'un loock ainsi composé : Loock blanc. gom. , gram. 250; kermès minér., centigr. 50; scille pulvérisée, centigr. 30, mêlez, et comme le malade était très-agité sur le soir et durant les nuits, j'ajoutai la potion suivante : Eau de laitue, gram. 100 ; extr. de jusquiame et d'aconit aa centigr. 10. Sirop de thridace, gram. 30. Mêlez ; àprendre par cuillerées à bouche dans l'intervalle du loock composé.

Le 14, je le revis, à peu de chose près, dans la même position, sauf les symptômes bronchiques et ceux de l'angine gutturale qui avaient diminué considérablement; et, comme il commençait à délirer, outre les moyens indiqués ci-dessus, je conseillai d'envelopper les pieds et les jambes avec du coton cardé saupoudré de farine sèche de moutarde, recouvert de taffetas ciré.

La nuit suivante et la journée du 15, le malade est très-agité; dyspnée augmentée; respiration du côté droit presque insensible ; souffle tubaire et pectoriloquie en haut et en avant du poumon droit; râle sous-crépitant à la base du poumon gauche; expectoration assez facile, mais composée de crachats tantôt sanguinolents, tantôt jaunâtres; céphalalgie intense, délire léger intermittent; peau moite, pouls à 96. Je modifie mon diagnostic : j'annonce une double pneumonie, du premier degré, au lobe inférieur gauche et, du second, au poumon droit, et je conseille : potion avec 30 centigr. de tartre stibié à prendre par cuillerées toutes les cinq minutes et avec les précautions d'usage et continuer les autres médications.

Après une nuit de délire continuel, le malade se trouve plus calme le matin du 16; l'expectoration devient plus facile; crachats d'un blanc épais; céphalalgie moins intense; peau moite, pouls à 80 ; on panse le vésicatoire, on continue le loock composé et la tisane de fleurs béchiques.

Le 17, on m'annonce que le malade a déliré beaucoup moins, il a reposé plusieurs heures dans la nuit; dyspnée moindre, toux plus rare, expectoration plus facile; les crachats sont tantôt teints de stries sanguinolentes, tantôt rouillés et parfois d'un blanc mat, épais; disparition du souffle tubaire du côté droit, diminution du râle sous-crépitant du côté gauche; rien d'anormal au gosier; les urines sont toujours rouges et sédimenteuses; prescriptions : loock blanc gom. gram. 250, oxyde blanc d'antimoine gram. 6, kermès minér. centigr. 40, extr. de digitale centigr. 20; mêlez; à prendre par cuillerées toutes les deux heures; tisane de fleurs béchiques; pansement du vésicatoire ; diète et repos absolus.

Jusqu'au 20, l'amélioration est peu sensible; l'expectoration est plus facile; les crachats sont jaunâtres et blanchâtres, épais; même état fébrile ; on entretient le vésicatoire au moyen de la pommade épispastique de Lauzane. On porte la dose d'antimoine à 8 gram. dans le loock prescrit précédemment; tisane de fleurs béchiques et des quatre fruits pectoraux; diète et repos. Je laissai ensuite marcher la maladie vers sa résolution, car déjà, à la date de ce jour, j'avais pu constater le râle sous-crépitant de retour à la base du poumon droit, l'absence du souffle tubaire et de la pectoriloquie, la disparition complète du râle muqueux du côté gauche, enfin le retour de la respiration à son rhythme normal. Cet état de choses dura jusqu'au 24 avril, date à laquelle je n'ai plus entendu de râles anormaux, et j'ai vu des crachats muqueux, blancs, spumeux, remplacer l'expectoration jaunâtre, caractérisant la pneumonie ; la peau toujours moite, le pouls à 70; les urines limpides, jaunâtres; la cessation de la soif et une faim exagérée.

Je suspendis alors toute médication, et mits le malade aux bouillons de veau, aux crèmes d'avoine, de sagou, de salep et de semoule au lait. A mesure que ses forces digestives le lui permettent, il passe à une nourriture plus fortifiante.

Le 3 mai je lui ai fait ma dernière visite, et j'ai pu m'assurer plus tard de sa parfaite guérison.

REMARQUES. — Voici la description complète que nous a laissé Sydenham (t. I, p. 168. Peripneumonia Notha), de la pneumonie catarrhale; je transcris ici, afin qu'on puisse comparer facilement le cas que je viens de rapporter avec ceux observés jadis par le médecin anglais :

« Primo febris insultu nunc incalescit æger, nunc friget : vertiginosus est, de capitis dolore queritur lancinante, quoties tussis importuniùs fatigat. Potulenta omnia vomitu rejicit, nunc sine tussi, nunc illa vexatur. Urina turbida cernitur et rubens intensè. Sanguis detractus pleuriticorum sanguinem refert ; anhelus sœpenumero spiritum crebro ac celeriter ducit. Si moneatur ut tussim provocet, haud aliter dolet caput, ac si in partes mox dissiliret), quâ loquendi formulâ ægri ut plurimum utuntur) dolet et thorax omnis ; vel saltem pulmonum coarctatio adstantium auribus percipitur quoties tussit æger, pulmone non se satis dilatante, præclusis adeo ab intumescentiâ, ut videtur, meatibus vitalibus; unde interceptâ

circulatione, sanguinéque quasi præfocato, nulla ferè præsertim in habitioribus, febris indicia sunt, etc. »

A part les moyens puissants de percussion et d'auscultation que nous possédons et qui nous font connaître les
maladies du poumon avec une exactitude sans pareille, il
serait difficile de mieux décrire un catarrhe pulmonaire
que n'a fait Sydenham. N'est-ce pas chose curieuse, d'y
trouver ces quelques lignes : « Dolet et thorax omnis, vel
saltem pulmonum coarctatio adstantium auribus percipitur quoties tussit æger ; » il semblerait que les anciens,
sans posséder le sthétoscope, écoutaient déjà les bruits
respiratoires à une certaine distance, sans appliquer
l'oreille immédiatement comme nous le faisons aujourd'hui.

Le cas qui fait le sujet de l'observation précédente fait
voir l'extrême difficulté de diagnostic au début de la maladie, à cause de la prédominence des symptômes catarrheux ; aussi me suis-je tenu sur une grande réserve en
ce qui concernait le diagnostic et la méthode curative,
quoique à peu de choses près, au commencement, celle-ci
dût être la même : sudorifiques, préparations antimoniales et vésicants. Cependant je n'ai pas fait usage d'émétique à haute dose avant d'être pleinement convaincu de
l'existence de la pneumonie catarrhale double.

Le tartre stibié est un remède énergique et d'une effi-
cacité incontestable dans de pareilles circonstances ; seulement, il ne faut pas abuser de son emploi, car il anéantit
pour ainsi dire les forces du malade. L'oxyde blanc d'antimoine et le kermès minér., tout en étant des remèdes
non moins efficaces, offrent moins de danger pour les malades et peuvent être employés sans crainte.

V

OBSERVATION

Pleuro-péripneumonie catarrhale au premier degré du côté
droit. Sudorifiques ; préparations antimoniales ; vésicatoire ;
guérison dans douze jours.

Dame Jeanne Riche, âgée de 52 ans, d'une haute sta-
ture, d'une constitution sèche, d'un tempérament extra-
nerveux, propriétaire à Popneau, commune de St-Mar-
tin-la-Plaine, prétend s'être refroidie le 10 avril en portant
le lait à Rive-de-Gier.

Ce jour, en rentrant chez elle, elle éprouva des étourdissements, une céphalalgie très-intense, des frissons entremêlés de chaleur et des envies de vomir.

Le 11 au soir, je fus appelé auprès d'elle, et j'observai, en outre, un coryza très-fort, une difficulté d'avaler avec douleur à la gorge, une toux sèche, fréquente et une courbature générale. Présumant que ce n'était là qu'une grippe, je conseillai seulement de faire transpirer. Cette médication produisit un très-bon effet; la malade se sentit soulagée à tel point qu'on ne me fît rien dire jusqu'au 16.

Mais, ce jour-là, je trouvai tout changé. Depuis déjà deux jours, la malade n'avait pu reposer un seul instant; elle se plaignait d'une douleur vive et lancinante à la base du poumon droit, douleur qui se propageait vers le sein, la respiration était accélérée et très-gênée, l'expectoration difficile, les crachats rouillés, la céphalalgie intense; l'arrière-gorge sèche et très-injectée; la percussion me fait entendre un son mat en arrière et à la base du poumon droit, où je constate l'existence d'un râle sous-crépitant, muqueux; on entend un râle sibilant sonore sur le devant et en haut; la toux est très-fréquente; la peau sèche, brûlante; le pouls à 100; les urines rouges, briquetées; le ventre constipé.

Diagnostic : Pleuro-péripneumonie catarrhale au premier degré, du côté droit. Prescriptions : application d'un large vésicatoire camphré, sur le point douloureux; ensuite, prendre une cuillerée à bouche toutes les deux heures du mélange, ainsi composé : Loock blanc, gom., gram. 130; kermès minér., centig. 25; extr. d'aconit nap., centig. 10; mêlez, infusions de fleurs béchiques, pour boissons, édulcorées avec le sirop de gomme; cataplasmes de farine de lin, arrosés avec un mélange d'huile camphrée et d'huile de jusquiame à parties égales, sur le ventre pour prévenir la dysurie, conséquence assez ordinaire de l'application des vésicatoires, chez les personnes éminemment nerveuses, comme l'était celle-ci.

La journée du 17 ainsi que la nuit suivante ont été fort agitées.

Le 18. — Céphalalgie intense, envie de vomir et vomissement de toute sorte de boissons, éructations acides, déglutition difficile; arrière-gorge rouge, sèche, ainsi que la pointe de la langue; douleur sourde à l'épigastre; le point pleurétique est bien moins fort; l'expectoration plus facile, toujours jaunâtre; la respiration moins accélérée; persistance du râle sous-crépitant; diminution du ronchus sonore au-devant de la poitrine; peau moite; pouls à 100; ventre constipé; dysurie légère. Continuation des médicaments de la veille; pansement du vésicatoire; pastilles de Vichy et de magnésie de 8 à 12 par jour ; gargarisme avec la décoction de feuilles de ronces édulcorée avec du miel de Narbonne.

Le 19. — Point de changement dans la situation de la malade ; elle boit avec répugnance toutes les tisanes pectorales et en fort petite quantité, demandant plutôt de l'eau fraiche. On panse le vésicatoire, et je prescris : Loock blanc gom., gram. 250 ; kermès minér., centig. 50 ; ext. de digit. et d'aconit Nap., centig. 10 ; mêlez ; à prendre une cuillerée à bouche toutes les deux heures ; plusieurs quarts de lavements avec décoction de graines de lin et cataplasmes émollients à continuer.

Le 20, le 21 et le 22. — Peu de changement dans l'état fébrile ; le matin le pouls est de 86 à 90. Mais chaque soir il devient plus accéléré et va jusqu'à 100. Cependant le râle sibilant sonore disparaît ; le sous-crépitant s'observe encore vis-à-vis le lobe inférieur droit, mais bien moins intense ; la toux persiste ; l'expectoration est rare ; les crachats blancs, épais.

Le 23. — La malade m'annonce qu'elle a dormi une heure et demie dans le cours de la nuit, ce qui lui ne lui est pas arrivé depuis plusieurs jours. — La toux et l'expectoration sont comme la veille ; le râle sous-crépitant s'éclaircit ; la peau est moite ; le pouls à 80 ; l'inflammation de l'arrière-gorge s'efface ; le mal persiste, ainsi que les éructations acides ; le ventre est constipé et les urines briquetées.

Je conseille de prendre une cuillerée à bouche du mélange suivant : Loock blanc gom., gram. 250 ; oxyde blanc d'antimoine, gram. 6 ; kermès minér., centig. 50 ; extr. d'aconit et de digitale, centi. 10 ; mêlez ; tisane des quatre fruits pectoraux ; les cataplasmes et les lavements émollients à continuer ; pansement du vésicatoire.

Les jours suivants, j'observai une amélioration dans tous les symptômes : la toux devient rare, l'expectoration facile, les crachats clairs, muqueux ; plus d'oppression ; peau légèrement moite.

Le 26, le pouls est à 75 ; plus de râle nulle part ; les urines jaunes, limpides. La malade entre en convalescence, mais très-lentement à cause de la complication gastrique qui empêchait de supporter la nourriture la plus légère. Je lui conseillai de boire de l'eau dans laquelle on dissoudrait cinq grammes de bi-carbonate de soude par litre, coupée avec du vin de Beaujolais. Grâce à tous ces soins, la malade guérie jouit aujourd'hui d'une santé parfaite.

REMARQUES. — Dans ce cas, comme toujours, c'est un

refroidissement, une transition subite d'une température chaude à une température froide, qui occasionne la pleuro-péripneumonie.

La coexistence des symptômes catarrheux : du coryza, de l'angine gutturale, des râles sonores et sous-crépitants dans le poumon droit, joints à l'expectoration des crachats jaunâtres, m'ont fait classer ce cas dans la forme catarrhale, bien que quelques symptômes purement inflammatoires eussent pu me porter à le faire rentrer dans la forme inflammatoire.

Quoi qu'il en soit, vu la constitution de la malade et surtout son tempérament sec et nerveux, je me suis bien gardé de recourir aux émissions sanguines; je donnai la préférence aux préparations antimoniales, aux vésicatoires et au régime le plus sévère. A tout cela j'ai ajouté l'aconit et la digitale, médicaments contre-stimulants par excellence.

La digitale est recommandée depuis plusieurs années par des praticiens éminents dans des cas pareils avec juste raison, et je dirai que depuis longtemps je l'ai associée au kermès minéral avec plein succès. C'est un médicament précieux chez les personnes qui ne sont pas des plus fortes et chez qui la violence de la fièvre exige une prompte sédation, pour arrêter la marche de la maladie. L'aconit Napel jouit des propriétés médicales qui permettent d'atteindre ce but; mais il est surtout indiqué quand il y a quelques vestiges de douleurs rhumatismales musculaires, en cas de pleurodynie surtout.

VI

OBSERVATION

Pneumonie droite au deuxième degré : Emétique à haute dose; application d'un large vésicatoire, préparations antimoniales, tisane pectorale. Guérison dans treize jours.

Dame Bouchut, âgée de 27 ans, d'une constitution délicate, d'un tempérament nerveux. Fermière à la Revanche, à Saint-Maurice (Rhône), allant à Rive-de-Gier le 13 avril, s'est fortement refroidie. En arrivant chez elle, elle fut prise d'un malaise général, de vertiges, d'une courbature et d'une céphalalgie intense.

Ces symptômes s'aggravant les jours suivants, elle se fit transpirer et n'ayant pas obtenu d'amélioration, elle me fit appeler le 20, jour de Pâques. Voici ce que j'observai alors. Courbature, céphalalgie, vertiges, envies de vomir

ne permettant de supporter aucune boisson; langue chargée d'un enduit blanchâtre, dyspnée très-forte, respiration accélérée, toux fréquente, sèche, douleur pongitive
au-dessous du sein droit, matité complète de ce côté de la
poitrine; l'air ne pénètre pas du tout dans les deux lobes
inférieurs du poumon droit; broncho-égophonie; point
d'expectoration; muqueuse de l'arrière-gorge sèche, injectée; coryza léger, peau très-moite, pouls à 104; urines
rares, très-chargées.

Diagnostic: pneumonie au 2ᵉ degré du côté droit. Prescriptions : Eau de tilleul, gram. 100.; tartre stibié, centig.
20 ; sirop diacode, gram. 45. Mêlez. J. S. A. Potion à
prendre par cuillerées, toutes les cinq minutes, et deux
heures après la dernière prise, on administrera une cuillerée toutes les deux heures du loock ainsi composé: Loock
blanc gom. gram, 130; kermès minér. centig., 25; extr. de
digitale, centig 10. Mêlez. Tisane de fleurs béchiques édulcorée avec le sirop d'oxymel scillitique pour boisson; application d'un large vésicatoire camphré sur le côté droit
de la poitrine; pour le lendemain, diète et repos absolus;
envelopper les pieds et les jambes dans le coton chaud et
enfin le taffetas ciré par-dessus.

La potion émétisée a été très-mal supportée, elle a occasionné plusieurs vomissements et des selles ; malgré
cela, la malade s'en est sentie soulagée.

Le 21. — Le vésicatoire a causé une grande agitation
et de la dysurie le jour suivant.

Le 23. — Je trouve la respiration moins fréquente, la
dyspnée moindre ainsi que la toux, point de crachats, douleur de poitrine moins vive ainsi que la céphalalgie, peau
très-humide, pouls à 90; persistance de la matité et pas
plus de bruit respiratoire; douleur sourde à l'épigastre; les
urines sont toujours briquetées.

Je recommande de faire suppurer le vésicatoire et prescris le mélange suivant :

Loock blanc gom., grammes 250, oxyde blanc d'antimoine, grammes 8 ; extrait de digitale, centigrammes
20. Mêlez à prendre par cuillérées toutes les deux heures ;
tisane des quatre fruits pectoraux, diète et repos.

Le 25, on vint me dire que la malade allait mieux ; j'en-
gageai à continuer les médications prescrites : tisane de
douce-amère au lait,

Le 28. — Me trouvant de ce côté pour d'autres malades,
j'y suis entré pour constater le bien qu'on m'avait an-
noncé. Et, en effet, je ne fus pas peu surpris de voir la
malade levée. Plus d'opression; toux très-rare, toujours
sèche ; je constate un râle sous-crépitant de retour par-ci

par-là, à la base du poumon droit; le bruit respiratoire s'établit assez sensiblement partout ailleurs, peau moite, pouls à 70, langue plus propre, pas de soif; mais une faim insatiable tourmente le malade. On suspend le loock composé et je conseille en place : déjeûner avec le racahout des Arabes, continuer les tisanes pectorales et la douce-amère au lait, sirop pectoral de Fayard, quelques cuillé-rées dans la journée et une cuillérée à bouche matin et soir de sirop de digitale, faire donner le vésicatoire au moyen d'un papier épispastique.

J'ai eu des nouvelles le 30, jour où l'on me disait qu'elle allait toujours de mieux en mieux ; malgré la persistance de la toux, je conseillai alors un régime plus fortifiant, des potages au gras, du vin de Bordeaux coupé avec de l'eau sucrée chaude et une cuillérée d'huile de foie de morue matin et soir.

Depuis cette époque, j'ai appris seulement qu'elle s'était parfaitement remise et qu'elle jouit d'une bonne santé.

REMARQUES. — C'est le premier cas de pneumonie que j'aie observé, où malgré les signes stéthoscopiques, la matité du son, la dyspnée, une toux presque continuelle, la douleur pongitive du côté latéral de la poitrine, je n'ai pas vu d'expectoration caractérisant les pneumonies, et j'avoue franchement que j'aurais été très-embarrassé de lui assigner sa forme propre, si je n'avais entendu le râle sous-crépitant de retour sur la fin et si la constitution médicale catarrhale régnante ne m'eût fait, en quelque sorte, une obligation de la classer dans cette catégorie de pneumonie.

Arrivé au bout de quatre jours de maladie auprès d'une personne que je ne connaissais nullement, j'avais grand besoin d'agir avec beaucoup de prudence. J'étais, il est vrai, assez habitué à voir, à cette époque, des pleuro-péri-pneumonies catarrhales ; aussi , malgré l'absence des crachats caractéristiques, n'hésitai-je pas à prescrire le traitement indiqué plus haut et qui a parfaitement réussi.

Les préparations antimoniales ont été préconisées par les anciens dans les fluxions de poitrine. C'est ainsi qu'à la page 499 des œuvres d'Huxham nous lisons ce qui suit :

« Cum peripneumoniam notham plerumque frequentes vomendi conatus comitentur; hac viâ natura succurendum esse patet. »

Et plus loin :

« Insignes pleuritidem aliorumque morborum curatio-

nès, quas aqua antimonii benedicta Rolandus aliique se
perfecisse jactant, qualitati ejus emeticæ maxime deben-
tur ; et famosus pulvis Carthusianorum aut kermès mi-
neralis, magnam in pleuritide, peripneumoniis et aliis
pectoris fluxibus gloriam maximam quidem partem mi-
tiore, quem efficit, vomendi conatu nactus est. In febri-
bus procult dubio catarrhalibus et peripneumoniis
pituitosis exoptatum hæc remedia præstiterunt effec-
tum. » etc.

Seulement Huxham veut avec juste raison que, dans la
forme inflammatoire, on ait toujours recours en premier
lieu aux émissions sanguines comme nous le faisons tous
anjourd'hui, excepté l'École italienne de Rasori, qui traite
toutes les formes de fluxions de poitrine par l'émétique à
haute dose, sans faire précéder cette médication d'aucune
émission sanguine générale ou locale.

VII

OBSERVATION

Double pneumonie catarrhale, au premier degré, au lobe inférieur gauche et, au deuxième degré, du côté droit : Sudorifiques ; émétique à haute dose ; loock kermétisé composé ; vésicatoires ; boissons pectorales. Guérison au bout de vingt-cinq
jours, malgré une rechute.

Sébastien Favre, âgé de soixante ans, d'une bonne constitution, d'un tempérament lymphatique ; ancien ouvrier
aux mines de houille, actuellement propriétaire et cultivateur à Darguoire, près de Rive-de-Gier.

Il a commencé à travailler jeune dans les mines et n'a
quitté que depuis un an ; il est atteint, par conséquent,
comme presque tous les anciens ouvriers mineurs, d'une
bronchite et d'un catarrhe pulmonaire chronique, datant
de plus de vingt-cinq années.

Il prétend s'être refroidi le 10 mai 1862, en cultivant sa
vigne ; un fort rhume s'en est suivi. Il négligea d'abord
cette maladie, mais il fut obligé de s'aliter quelques jours
après.

Le 14 au matin, il me fit appeler ; je le trouvai dans
l'état suivant : Courbature générale ; céphalalgie occipito-
frontale intense ; figure et yeux animés, bouche mauvaise ; langue large, blanche, excessivement chargée ;
envies de vomir et vomissements légers ; dyspnée très-
forte ; toux presque continuelle ; expectoration assez facile,
très-abondante ; crachats muqueux, spumeux, sanguino-

lents; douleur sourde des deux côtés de la poitrine, surtout du côté droit où j'observe le son très-mat; ronchus sonore en haut et sur le devant; râle muqueux à grosses bulles, faible en arrière du lobe inférieur du poumon gauche; point de râle ni de bruit respiratoire vis-à-vis de celui du côté droit; ventre constipé; urines très-rouges, peu abondantes; peau légèrement moite; pouls à 95; extrémités inférieures froides.

Diagnostic : Double pneumonie catarrhale, au premier degré, du côté gauche et au deuxième du côté droit. — Prescriptions : Je conseille d'envelopper la poitrine du malade avec une peau de mouton fraîchement écorché, et de la laisser douze heures s'il peut l'endurer, de lui faire boire des infusions de fleurs de sureau et de bourrache miellées chaudes, afin de lui procurer une forte transpiration. Au bout de huit à dix heures, de lui faire promener de larges sinapismes depuis le haut des cuisses jusqu'aux pieds, pendant deux heures au moins; après l'enlèvement de la peau de mouton, sécher la poitrine avec du linge chaud, sec, et la couvrir de coton, et, deux heures après, faire prendre une cuillerée à bouche toutes les cinq minutes, de la potion suivante : Eau de tilleul, gram. 100; tartre stibié, centigr. 20; sirop diacode, gram. 45; mêlez. Bien qu'on eût la précaution de ne rien faire prendre au malade depuis une heure auparavant, cette potion ne fût pas tolérée; il en rendit la plus grande partie, avec de la bile en abondance et des crachats muqueux sanguinolents; le reste le mena cinq à six fois, comme s'il eut pris une médecine, quoique pendant deux heures après sa prise, on ne lui eût donné, comme d'habitude, la moindre boisson. Ce remède, après l'avoir bien fatigué, lui procura néanmoins un peu de soulagement et du repos sur le matin du 15.

Je le trouve ce jour-là encore gravement malade; le râle sibilant sonore a diminué; le souffle tubaire persiste au-devant de la poitrine ainsi que le sous-crépitant du côté gauche; il n'y a point de bruit respiratoire au lobe inférieur droit; la dyspnée est à peu de chose près, au même degré d'intensité; l'expectoration est plus facile, les crachats toujours sanguinolents; la peau très-humide, le pouls plein, mou, à 90, les urines nulles. Prescriptions : Envelopper la poitrine à sa base d'un large vésicatoire camphré qu'on laissera 48 heures; faire prendre toutes les 2 heures une cuillerée d'un loock ainsi composé : Loock blanc gom. grammes 250; kermès minér., centigrammes 50; ext. de digitale centigrammes 20; mêlez; tisane de fleurs béchiques miellée; application de coton

.chaud saupoudré avec de la farine de moutarde sèche, aux pieds et aux jambes, que l'on recouvrira avec le taffetas vert, diète et repos absolus. Le malade plein de confiance en mes faibles lumières, suit exactement et supporte avec courage tout ce que je lui ordonne.

Le 17. — Dyspnée moins forte; la respiration quoique pénible est moins accélérée; l'expectoration assez facile, les crachats sanguinolents sont devenus jaunâtres, rouillés; peau moite; pouls à 80 ; pansement du vésicatoire qui présente une lymphe concrète, jaunâtre, lardacée, se détachant facilement du derme. Continuation du loock composé comme ci-devant; tisane des quatre fruits pectoraux, pastilles de kermès de 8 à 12 par jour; changer toutes les 12 heures le coton et le taffetas vert aux extrémités inférieures, un lavement émollient sur le soir.

Le 18, le 19 et le 20. — Le mieux non-seulement se soutient, mais il se prononce davantage. Ce dernier jour, je remarque l'apparition du râle sons crépitant de retour du côté droit; diminution du souffle tubaire., ainsi que du râle muqueux du côté gauche; les crachats sont devenus blancs, épais ; la peau toujours humide; le pouls mou, plein, à 80. On continue la même médication et comme le malade me demande à manger, je lui laisse prendre quelques demi-tasses de bouillon de poulet et de crêmes d'avoine ; ce dont il se trouve tellement bien,qu'il mange du poulet et se hasarde à sortir dans la rue le 22.

A ma visite du lendemain, sachant comme il allait la veille, je fus stupéfait de le trouver de nouveau presque dans la même position que cinq jours auparavant : la respiration plus accélérée, la dyspnée forte: l'expectoration toujours croissante, jaunâtre, rouillée comme ci-devant. Tout en continuant les prescriptions précédentes, je remets le malade à la diète; je lui permets seulement de prendre des infusions de violettes coupées avec du lait chaud , on entretient soigneusement le vésicatoire placé autour de la poitriné.

Je pensais perdre mon imprudent malade; il fut très-fatigué le 24, le 25 et le 26, soit à cause de la dyspnée, très-intense, soit à cause de la fièvre qui redoublait tous les soirs et toutes les nuits. En entretenant le vésicatoire au moyen de la pommade épispastique, nous avons vu se former une nouvelle couënne inflammatoire qu'on a eu, cette fois-ci, beaucoup de peine à enlever.

Cependant, le 27, la dyspnée diminue considérablement; j'entends un râle sous-crépitant à la base des deux poumons; les crachats sont redevenus blancs, épais ; la peau toujours humide; le pouls à 70.

Le pansement du vésicatoire; la tisane des quatre fruits pectoraux; les pastilles de kermès, sont seules continuées; des potages au gras, le lait sucré chaud, et l'eau sucrée chaude coupée avec du bon vin de Beaujolais sont permis.

Favre se remet lentement. Les premiers jours de juin à mesure que le vésicatoire recommençait à sécher; les pieds, les jambes et la cuisse droite s'œdématient fortement.

Le 5 juin. — Voyant cet état de choses; je prescris : d'appliquer un assez grand vésicatoire en dedans de chaque jambe; de fumiger les pieds avec les graines de genièvre; de les frictionner avec le baume Opodeldoch, et de les couvrir avec le coton chaud et le taffetas vert par dessus que l'on changerait deux fois dans les vingt-quatre heures; tisane des quatre fruits pectoraux édulcorée avec le sirop d'oxymel scillitique et de revenir au loock composé avec le kermès et l'extrait de digitale; je recommande surtout de manger des asperges à l'huile, en sauce blanche et aux potages.

Cet homme, en se nourrissant bien, sortait tous les jours, et malgré les imprudences nombreuses qu'il commettait journellement il s'est remis et jouit aujourd'hui d'une santé passable, comme tous les vieux catarrheux de son espèce qui toussent et crachent tant qu'ils vivent.

REMARQUES. — Ce sujet déjà d'un âge avancé; atteint d'une bronchite et d'un catarrhe pulmonaire chronique, ancien ouvrier aux mines, vous représente un prototype de pneumonies catarrhales; transpirant au moindre effort et s'étant exposé à l'intempérie de l'air, il lui était très-facile de contracter une maladie de ce genre, comme tous les médecins l'ont remarqué depuis Sydenham jusqu'à nos jours. C'est pour cette raison aussi que dans le traitement je n'avais qu'à suivre la voie tracée par les anciens pour obtenir un résultat heureux. Voici du reste ce que nous trouvons à cet égard à la p. 207. T. I. « De curandis hominum morbis, chap. 200, de Jean Pierre Frank.

« In peripneumonia, quam Notham diximus (§ 188), cura venæ sectioni rarissimè locus est. Erit autem, si peripneumoniæ veræ accedat quodam modo morbus, ac vires ægrotantis sub ipso satis adhuc constent ægritudinis initio; quâ tamen sub rerum conditione cautissimè procedendum, nec facilè cruor, nisi pulsus a priori ejusdem emissione pleniores insurgant, ulterius detrahendus est. Hoc subsidio vel præstito, vel omisso, aut cucurbitulis ad dorsum in auxilium vocatis, emeticum

sæpius a stertente in pectore pituita indicatur, quo pulmones a stagnante in bronchiis materia promptissime
liberantur. Antimonialia deindè in refractis dosibus cum
haustu salino ac infuso sambuci porrecta, novumque si
tale indicari videatur emeticum, nec non concessa per
diem quiete, purgans alvum remedium indicantur. Serum lactis cum sinapis semine coctum, cum melle edul-
coratum tepideque haustum, pro potu inserviet. Vesicans
quoque emplastrum inter scapulas vel medio pectori
ponendum est. Gummi amoniacum oxymelle scillitico
solutum et cum infuso sambuci porrectum, tum alvum
solvere, tum pituitæ tenacis ex bronchiis expulsionem
promovere solet. Nunc minus vapor ex tepida, cum aceto
remixta, si ægrotantis conditio permittat, frequenter ad
pulmones ducendus est. »

En rapportant ces quelques lignes, je pense être
agréable au lecteur, mais je ne veux pas dire que, le traitement institué par Jean Frank soit un modèle absolu à
suivre; car on a pu voir plus haut que je m'oppose for-
mellement à l'emploi des émissions sanguines tant générales que locales; ensuite, je n'ai jamais fait usage de
la décoction de graines de moutarde dans du petit lait
miellé, servant de tisane; pas plus que des fumigations
acétiques. Mais, l'émétique et les autres préparations antimoniales non pas à titre de vomitif, mais plutôt comme
spécifique, comme perturbateur général de l'économie
entière; mais, l'application de larges vésicatoires autour
de la poitrine, vis-à-vis les lobes des poumons lésés;
sont des moyens énergiques et salutaires, qu'on ne doit
jamais négliger dans le traitement des fluxions de poitrine
de forme catarrhale, et la dessus on doit suivre les sages
conseils que nous donne J.-P. Frank.

VIII

OBSERVATION

Pleuro-péripneumonie catarrhale au premier degré du côté droit.
Sudorifiques; émétique à haute dose; préparations kermétisées combinées avec la digitale. Guérison au bout de huit
jours.

Etienne Morillon, âgé de 36 ans, d'une forte constitution, d'un tempérament musculo-nerveux, ouvrier des
mines de la Compagnie de Tartaras, sujet depuis quelques années aux bronchites, qui prennent plus d'intensité
pendant les saisons d'hiver; prétend s'être refroidi le
21 juin en sortant de la mine.

Le 22. — Comme c'était un dimanche et que Morillon tient un cabaret à Darguoire où il habite; il s'est donné bien de la peine; aussi, la nuit du 22, il ne pût reposer; il éprouvait un malaise général, une forte céphalgie, un coryza, un mal à la gorge, une soif intense, une toux fréquente, des horripitations; l'expectoration était facile, muqueuse et abondante. Pour tout traitement, il buvait de l'eau tiède édulcorée avec le sirop d'orgeat et gardait le lit.

Le 24. — Appelé auprès de lui, comme médecin de la Compagnie des Mines, j'observai les symptômes suivants: courbature générale; céphalalgie intense; facies coloré; langue large, chargée d'un enduit blanchâtre; esquinancie gutturale; toux fréquente; expectoration pénible de crachats très-sanguinolents; dyspnée médiocre; douleur sourde, latéralement vis-à-vis le lobe inférieur du poumon droit, lancinante sous le sein correspondant; râle sous-crépitant en bas, et sibilant sonore en haut du même côté; peau moite; pouls plein à 90; ventre constipé; urines rouges sédimenteuses.

Diagnostic : Pleuro-péripneumonie catarrhale du côté droit au premier degré. Prescriptions : Appliquer une peau de lapin fraîchement écorché sur le côté malade, et faire transpirer en même temps en faisant boire des infusions chaudes de fleurs de sureau miellées; au bout de dix heures d'application de la peau, promener des sinapismes aux extrémités inférieures pendant une heure au moins.

Ceci fait, on laissera le malade tranquille pendant un certain temps; puis on lui administrera toutes les cinq minutes une cuillerée de la potion suivante : infusion de tilleul, gram. 100; tartre stibié, centigr. 25; sirop diacode, gram. 45, mêlez.

Je recommande, comme d'habitude, de ne rien donner à boire au patient une heure avant et deux heures après.

La potion est prise sur le tard, à la tombée de la nuit, à part les deux premières cuillerées qui ont fait vomir; tout le surplus a été parfaitement toléré et a procuré un calme pour le reste de la nuit.

Le 25 au matin. — Je constate l'oppression moins forte, la respiration moins accélérée, la même intensité dans les râles sous-crépitants et sibilants sonores; la toux fréquente, l'expectoration toujours difficile, les crachats épais, tantôt sanguinolents, tantôt légèrement rouillés; la douleur pleurétique moins intense, ainsi que la céphalalgie; la peau très-moite, le pouls plein à 80.

Je conseille de prendre une cuillerée toutes les deux

heures du loock ainsi composé : Rp. loock blanc gom: 125; kermès minér., centigr. 25; extr. de digitale, centigr, 10; mêlez; tisane de fleurs béchiques miellée; diète et repos absolus. La journée ainsi que la nuit sont bonnes.

Le 26. — Le malade me dit avoir dormi plus de quatre heures; la dyspnée est comme la veille; la toux et le bruit respiratoire n'ont point varié; cependant l'expectoration est plus facile, et les crachats sont jaunâtres, uniformément mêlés; la peau est humide; le pouls à 78; le ventre libre, les urines rouges, briquetées. Continuation des mêmes prescriptions que la veille.

Le 27. — La respiration est plus accélérée, la toux plus fréquente, la dyspnée plus forte; la douleur pleurétique est tellement aiguë, que le malade n'ose plus expectorer; les crachats sont épais, jaunâtres; le râle sous-crépitant persiste avec un peu plus d'intensité; la peau est plutôt sèche et brûlante que moite; pouls à 83; le reste, comme la veille.

Prescriptions : Loock composé à continuer; tisane de fruits pectoraux; pastilles de Kermès de 8 à 12 par jour, et application d'un large vésicatoire camphré à la base du poumon droit et un peu en avant; diète et repos.

Le 28. — Aussitôt que le vésicatoire a pris, une amélioration sensible se déclare, comme par enchantement dans tous les symptômes; plus de céphalgie; respiration plus libre; toux moins fréquente; expectoration plus facile; les crachats sont blancs, épais; la douleur pleurétique a disparu; la peau est moite; le pouls à 77. Mêmes prescriptions; on laisse le vésicatoire sur place, ce qui occasionne une légère dysurie sur le soir.

Le 29. — Le mieux se soutient; plus de râle sibilant sonore; le râle sous-crépitant cependant persiste à la partie latérale et vis-à-vis le lobe inférieur du poumon droit; l'expectoration est assez facile; les crachats sont blancs, épais; la peau moite; le pouls à 76, pas de soif, mais une faim cruelle tourmente le malade; les urines sont toujours rouges, mais claires. Pansement du vésicatoire; continuation du loock composé : des pastilles de kermès et de la tisane des quatre fruits pectoraux; bouillons de jarret de veau et de poulet avec carottes, pour toute nourriture.

Le 30. — Le mieux se prononce d'avantage et le premier juillet je constate la disparition complète de tous les bruits anormaux; la respiration est parfaitement libre; les crachats sont blancs, spumeux; le pouls à 70, les urines normales et pour tout malaise, le malade accuse la faim. On supprime toutes les médications et on lui

accorde : bouillon de volaille, potages au lait ; de l'eau
sucrée tiède rougie avec du vin Beaujolais en mangeant.
En poursuivant ce régime rendu d'un jour à l'autre plus
nourrissant, le malade guérit radicalement, et reprend son
travail de mineur au bout de huit jours de convalescence.

REMARQUES. — Cette observation ne présente rien de plus
extraordinaire, que celles qui l'ont précédée ; elle caractérise assez bien la forme de pneumonie catarrhale simple
comme la plus part d'elles. Aussi, les réflexions que j'ai
faites à leur suite, s'apliquent-elles entièrement à celle-ci ;
il ne me reste, par conséquent ici, qu'à faire un résumé
général de tout ce que j'ai dit et de poser les conclusions
suivantes :

La pleuro-péripneumonie catarrhale est une forme
particulière de fluxion de poitrine, dûe à une transition
subite de température du chaud au froid, sous l'influence
d'un génie morbide catarrhal, qui règne dans certaines
années et saisons, de préférence à d'autres. Cet élément
morbide *sui-generis* à offert cela de particulier, que même
en été au mois de juin, juillet et août il n'a discontinué
à occasionner des cas nombreux d'esquinancie, de bronchite et de catarrhe pulmonaire subaigus, malgré la
chaleur de la saison ; des cas excessivement fréquents
de rougeole dont il favorise le développement comme
tout le monde le sait.

Les symptômes caractérisant cette forme de maladie
étaient au début entièrement masqués par ceux des affections catarrhales ; ce qui pouvait dérouter les hommes les
plus expérimentés dans l'art de guérir ; mais ils se dessi-
naient assez bien dans la suite, ils devenaient même si
évidents qu'il n'était pas possible, de ne pas établir un
diagnostic différentiel, assez à temps, pour prévenir les
suites funestes d'une première erreur.

Aussi le pronostic était-il généralement moins grave
que celui porté par tous les auteurs qui ont écrit sur
cette maladie. Quant à la méthode curative, elle était la
conséquence naturelle de la constitution médicale régnante : Les sudorifiques tenaient le premier rang. L'é-
métique à haute dose a été employé, pour produire une
perturbation dans l'organisme entier : les autres préparations antimoniales, associées à la digitale et à l'aconit
ont été mises en usage comme remèdes spécifiques indiqués dans toutes les formes de fluxion de poitrine. Les
vésicatoires ont joué ici un grand rôle, et c'est d'après
l'avis unanime de tous les praticiens, tant anciens que
modernes, qui les recommandent d'une manière toute
spéciale dans cette forme, comme un remède, l'on peut

bien dire héroïque. Ils ont, du reste, dans cette circonstance parfaitement répondu à mon attente et maintenu leur vieille renommée.

J'étais bien moins sévère ici sur la diète que dans d'autres circonstances, attendu que l'expérience m'avait appris qu'une nourriture légère, sur la fin, aidait la résolution de la maladie et hâtait la convalescence.

Les huit observations que j'ai relatées ne sont que des spécimens d'un bien plus grand nombre d'autres, que j'aurais pu citer; mais qui toutes, confirmant pleinement mes assertions sur les causes, les symptômes, le diagnostic, le pronostic et la méthode curative que j'ai instituée, n'auraient rien appris de nouveau, et c'est pour cette raison que j'ai restreint leur nombre, pensant qu'elles suffiraient et au-delà, à établir ce point essentiel de pratique que, toute maladie doit être traitée conformément à l'élément morbide qui fait la base de la constitution médicale régnante, c'est-à-dire à l'élément qui a donné naissance à la forme spéciale de la maladie.

Je m'estimerais heureux et suffisamment récompensé de mes labeurs, si ce petit travail pouvait servir de stimulant à d'autres plus capables et plus expérimentés que moi, afin de les engager à faire leurs efforts pour éclairer ce point de thérapeutique et instituer une méthode curative bien déterminée pour cette forme de maladie de poitrine. En attendant, je ne puis que répéter cette mémorable phrase de Cicéron, dite dans d'autres circonstances et à d'autres hommes illustres :

Caveant medicos neque salus publica detrimenti capiat.

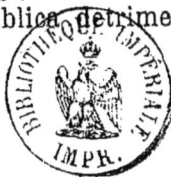

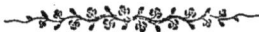

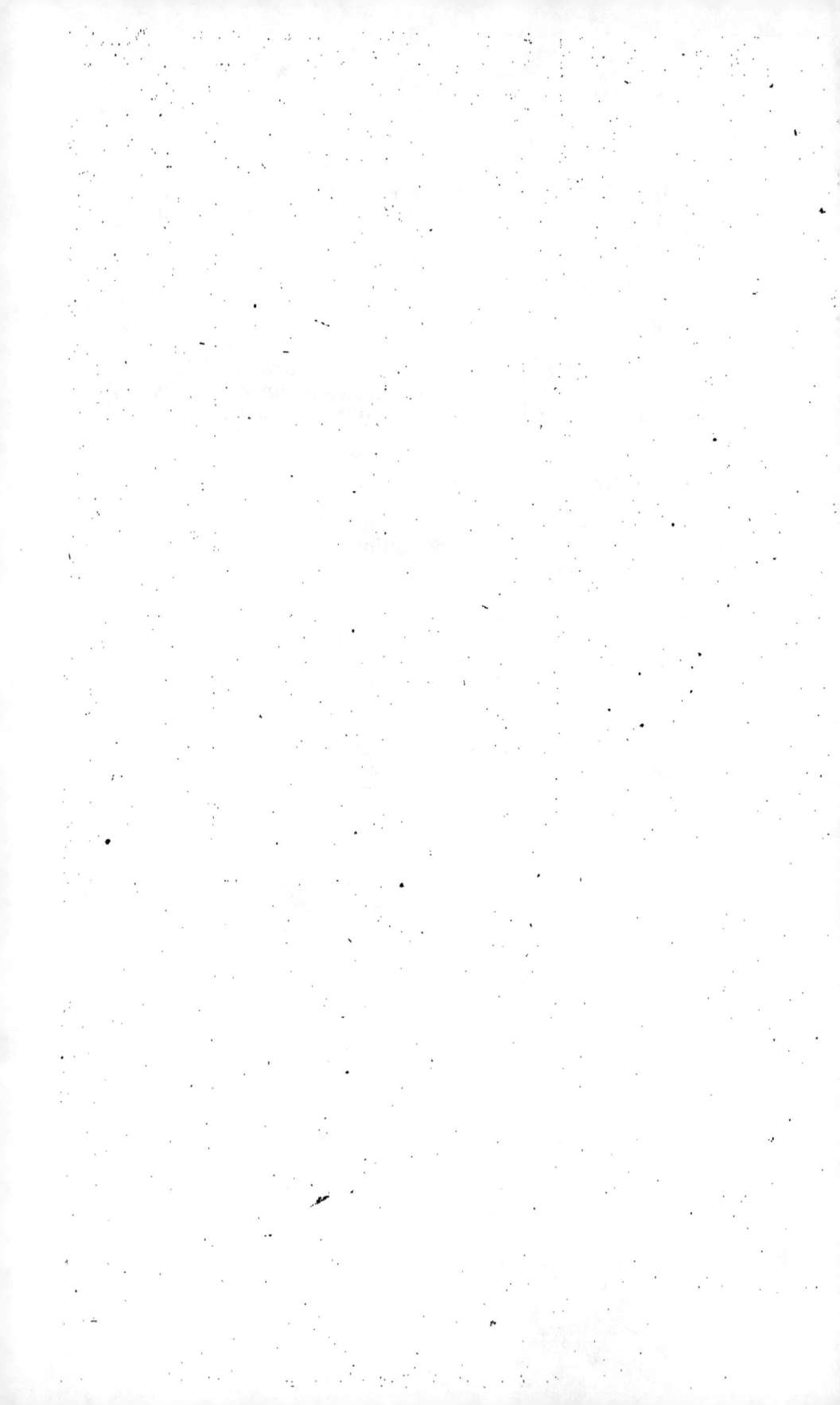

www.ingramcontent.com/pod-product-compliance
Lightning Source LLC
Chambersburg PA
CBHW071753200326
41520CB00013BA/3241